肾内科常见病
诊疗思维与临床实践

SHENNEIKE CHANGJIANBING

ZHENLIAO SIWEI YU LINCHUANG SHIJIAN

主编 季 东 董玉娟 马 瑞 刘 迅

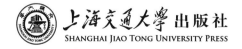
上海交通大学出版社
SHANGHAI JIAO TONG UNIVERSITY PRESS

内容提要

本书先介绍了肾内科常见症状与体征、血液净化技术等相关的基础内容；后阐述了肾小球疾病、肾小管疾病、肾血管疾病等临床肾内科常见病的诊治。本书有助于肾内科临床医师及相关科室医务人员对疾病做出正确的诊断和恰当的处理，是一本对肾内科医务工作者大有裨益的专业书籍。

图书在版编目（CIP）数据

肾内科常见病诊疗思维与临床实践 / 季东等主编
. --上海 ：上海交通大学出版社，2023.10
ISBN 978-7-313-27826-5

Ⅰ. ①肾… Ⅱ. ①季… Ⅲ. ①肾疾病－诊疗 Ⅳ.
①R692

中国版本图书馆CIP数据核字（2022）第254922号

肾内科常见病诊疗思维与临床实践
SHENNEIKE CHANGJIANBING ZHENLIAO SIWEI YU LINCHUANG SHIJIAN

主　　编：季　东　董玉娟　马　瑞　刘　迅
出版发行：上海交通大学出版社
邮政编码：200030
印　　制：广东虎彩云印刷有限公司
开　　本：710mm×1000mm　1/16
字　　数：220千字
版　　次：2023年10月第1版
书　　号：ISBN 978-7-313-27826-5
定　　价：198.00元

地　　址：上海市番禺路951号
电　　话：021-64071208
经　　销：全国新华书店
印　　张：12.5
插　　页：2
印　　次：2023年10月第1次印刷

编委会

主　编

季　东（山东省惠民县人民医院）

董玉娟（山东省梁山县人民医院）

马　瑞（山东省梁山县人民医院）

刘　迅（山东省肥城市人民医院）

副主编

刘　颖（新疆医科大学第五附属医院）

冯艳芹（山东省金乡县人民医院）

杨施龙（湖北省宜昌市伍家岗区城东区医院）

前言

　　肾脏既是排泄器官,又是内分泌器官,对维持机体内环境稳定起着非常重要的作用。近年来,肾脏病尤其是慢性肾脏病已经成为一种威胁全世界公共健康的主要疾病。从全世界尤其是发展中国家的情况来看,慢性肾脏病的防治正面临严峻的挑战。这种挑战主要表现在慢性肾脏病具有患病率高、合并心血管疾病率高和死亡率高"三高"特点,以及知晓率低、防治率低和合并心血管疾病认知率低"三低"特点。据调查,目前世界上超过5亿人患有肾脏疾病,每年超过百万人口死于与慢性肾脏病相关的心脑血管疾病。提高肾脏疾病的诊疗水平,保障人民群众肾脏健康是肾脏病专业医护人员的责任和义务。近年来,随着现代医学技术的快速发展,肾脏疾病发病机制的解析和新型临床诊疗技术取得了很大进展,涌现出一些新技术、新方法、新思路。为了使临床医师不断提高对肾脏疾病的诊断、治疗和预防技术水平,减少患者痛苦、提高生活质量、延长寿命,满足广大医务人员的需求,编者们编写了《肾内科常见病诊疗思维与临床实践》一书。

　　本书以临床为主导,以突出实用性为宗旨,理论阐述力求简明扼要,系统介绍了肾内科疾病的临床诊疗,不仅包括肾内科常见症状与体征、血液净化技术等相关的基础内容;还涵盖了肾小球疾病、肾小管疾病、肾血管疾病等临床肾内科常见病的诊治。本书的编写注重临床与基础相结合，紧跟肾内科发展的前沿，突出科学性和临床实用性，有助于肾内科临床医师及相关科室医务人员对疾病做出正确的诊断和恰当的处理，是一本对肾内科医务工作者大有裨益的专业书籍。

由于肾内科内容不断更新，加之编者们编写时间紧张、编写经验有限，在编写过程中难免存在局限性，故书中存在不足之处在所难免，恳请广大读者见谅，并望批评指正。

《肾内科常见病诊疗思维与临床实践》编委会

2022 年 8 月

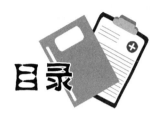

目录

第一章

肾内科常见症状与体征

第一节 血 尿

血尿分为镜下血尿和肉眼血尿。肉眼血尿是指尿液颜色呈洗肉水色或者鲜血的颜色,肉眼可见。镜下血尿是指尿色肉眼观察正常,经显微镜检查显示离心沉淀后的尿液镜检每高倍视野红细胞计数 3 个以上。二者都属于血尿。

血尿是泌尿系统疾病最常见的症状之一,大多数由泌尿系统疾病引起,也可能由全身性疾病或泌尿系统邻近器官病变所致。尿的颜色如为红色,应进一步了解是否进食引起红色尿的药品或食物,是否为女性的月经期间,以排除假性血尿;血尿出现在尿程的哪一段,是否为全程血尿,是否有血块;是否伴有全身或泌尿系统症状;是否有腰腹部新近外伤和泌尿道器械检查史;是否有高血压和肾炎病史;家族中是否有耳聋和肾炎病史。

一、临床表现

(一)尿颜色的表现

血尿的主要表现是尿颜色的改变,除镜下血尿其颜色正常外,肉眼血尿根据出血量多少而尿呈不同颜色。尿液呈淡红色像洗肉水样,提示每升尿含血量 >1 mL。出血严重时尿可呈血液状。外伤性肾出血时,尿与血混合均匀,尿呈暗红色;膀胱或前列腺出血尿色鲜红,有时有血凝块。

尿液红色不一定是血尿。如尿呈暗红色或酱油色,不浑浊且无沉淀,镜检无或仅有少量红细胞,见于血红蛋白尿。棕红色或葡萄酒色,不浑浊,镜检无红细胞见于卟啉尿。服用某些药物如大黄、利福平,或进食某些红色蔬菜也可排红色尿,但镜检无红细胞。

(二)分段尿异常

将全程尿分段观察颜色。尿三杯试验是用 3 个清洁玻璃杯分别留起始段、中段和终末段尿。如为起始段血尿提示病变在尿道;终末段血尿提示出血部位在膀胱颈部、三角区或后尿道的前列腺和精囊腺;三段尿均呈红色为全程血尿,提示血尿来自肾或输尿管。

(三)镜下血尿

尿颜色正常,用显微镜检查可判断是否为肾源性血尿。

1.新鲜尿沉渣相差显微镜检查

变形红细胞血尿为肾源性,均一形态正常红细胞尿为非肾源性。因红细胞从肾小球基膜漏出,通过具有不同渗透梯度的肾小管时,化学和物理作用使红细胞膜受损,血红蛋白溢出而变形。如镜下红细胞形态单一,与外周血近似,为均一型血尿。提示血尿来源于肾后,见于肾盂、肾盏、输尿管、膀胱和前列腺病变。

2.尿红细胞容积分布曲线

肾源性血尿常呈非对称曲线,其峰值红细胞容积小于静脉峰值红细胞容积;非肾源性血尿常呈对称性曲线,其峰值红细胞容积大于静脉峰值红细胞容积。

(四)症状性血尿

血尿的同时伴有全身或局部症状。以泌尿系统症状为主,如伴有肾区钝痛或绞痛提示病变在肾脏,如有尿频、尿急和排尿困难提示病变在膀胱和尿道。

(五)无症状性血尿

未有任何伴随的血尿见于某些疾病的早期,如肾结核、肾盂或膀胱癌早期。

二、常见原因

(一)泌尿系统疾病

(1)肾小球疾病:如急、慢性肾小球肾炎、IgA 肾病、遗传性肾炎和薄基膜肾病。

(2)间质性肾炎、尿路感染、泌尿系统结石、结核、肿瘤、多囊肾、尿路憩室、息肉和先天性畸形等。

（二）全身性疾病

1.感染性疾病

败血症、流行性出血热、猩红热、钩端螺旋体病和丝虫病等。

2.血液病

白血病、再生障碍性贫血、血小板减少性紫癜、过敏性紫癜和血友病。

3.免疫和自身免疫性疾病

系统性红斑狼疮、结节性多动脉炎、皮肌炎、类风湿关节炎、系统性硬化症等引起肾损害时。

4.心血管疾病

亚急性感染性心内膜炎、急进性高血压、慢性心力衰竭、肾动脉栓塞和肾静脉血栓形成等。

（三）尿路邻近器官疾病

急、慢性前列腺炎，精囊炎，急性盆腔炎或宫颈癌，阴道炎，急性阑尾炎，直肠和结肠癌等。

（四）化学物品或药品对尿路的损害

如磺胺类药、吲哚美辛、甘露醇，汞、铅、镉等重金属对肾小管的损害；环磷酰胺引起的出血性膀胱炎；抗凝药如肝素过量也可出现血尿。

（五）功能性血尿

平时运动量小的健康人，突然加大运动量可出现运动性血尿。

三、伴随症状

（1）血尿伴肾绞痛是肾或输尿管结石的特征。

（2）血尿伴尿流中断见于膀胱和尿道结石。

（3）血尿伴尿流细和排尿困难见于前列腺炎、前列腺癌。

（4）血尿伴尿频、尿急、尿痛见于膀胱炎和尿道炎，同时伴有腰痛、高热、畏寒常为肾盂肾炎。

（5）血尿伴有水肿、高血压、蛋白尿见于肾小球肾炎。

（6）血尿伴肾肿块，单侧可见于肿瘤、肾积水和肾囊肿，双侧肿大见于先天性多囊肾，触及移动性肾脏见于肾下垂或游走肾。

（7）血尿伴有皮肤黏膜和其他部位出血，见于血液病和某些感染性疾病。

（8）血尿合并乳糜尿见于丝虫病、慢性肾盂肾炎。

第二节 白细胞尿

白细胞尿是指尿液中含较多白细胞和/或脓细胞（破坏的白细胞）。白细胞尿大多由泌尿系统感染性疾病引起,但泌尿系统非感染性疾病和泌尿系统邻近组织的感染性疾病也能导致。正常成年人,收集清洁中段尿,高速离心后镜检白细胞计数应每高倍视野<5个,或每小时白细胞排泄率男性<70 000个,女性<140 000个。由于各实验室检测方法不同,正常值有差异。

一、诊断

10 mL 中段尿以每分钟 1 500 转(1 500 r/min)离心 5 分钟,留尿沉渣镜检,若每高倍视野白细胞计数>5 个,即可确定为白细胞尿。

二、鉴别

(一)明确来源部位

首先需要确定白细胞是否来自泌尿系统,而非生殖器分泌物(如白带)污染。留尿操作不规范即有污染的可能,若为白带污染,除可见白细胞外,尚可见大量扁平上皮细胞。

(二)伴随症状

(1)白细胞尿伴尿频、尿急及尿痛,常提示特异性或非特异性泌尿系统感染,应及时做尿菌检查。若尿菌检查证实为非特异性细菌感染时,即应进一步检查区分上尿路或下尿路感染。对于非特异性细菌培养阴性、抗生素治疗无效的白细胞尿,应怀疑泌尿系统结核而做相应检查。

(2)白细胞尿不伴尿路刺激征时,即应将离心后尿沉渣涂片染色镜检,做尿白细胞分类。嗜酸性粒细胞尿常见于过敏性间质性肾炎,中性多形核白细胞尿可在急性肾炎和急进性肾炎早期见到,淋巴细胞尿可在狼疮性肾炎活动期和局灶性、节段性肾小球硬化时发现。怀疑到这些肾病时即应做相应检查,必要时应做肾活检。因此,白细胞尿并不一定皆由泌尿系统感染引起。

第三节 蛋 白 尿

蛋白尿是慢性肾脏病的重要临床表现,并可伴有肾脏损伤。蛋白尿不仅是反映肾脏损伤严重程度的重要指标,也是反映疾病预后、观察疗效的重要指标。

一、尿蛋白生理

每天经过肾脏循环的血清蛋白有 10～15 g,但 24 小时中只有 100～150 mg 的蛋白质从尿中排泄。肾小球毛细血管壁主要作用是滤过蛋白质,近端肾小管则重吸收大部分滤过的蛋白质。正常情况下,60% 的尿蛋白来源于血浆,其他 40% 则来源于肾脏和尿路。

正常尿蛋白主要包括:①来源于血浆的蛋白,如清蛋白(10～20 mg)、低相对分子质量球蛋白及大量的多肽类激素。②来源于肾脏和尿路的蛋白,如由髓襻升支合成的 Tamm-Horsfall 蛋白(约有80 mg,但其作用尚未知)、分泌性 IgA、尿激酶等。

二、蛋白尿的定量和定性检查方法

(一)半定量法

半定量法即试纸法,是最常用的蛋白尿的筛查手段,但无法检测出尿中的免疫球蛋白轻链。

(二)尿蛋白定量

测定 24 小时的尿蛋白,其中包含几乎所有的尿蛋白(包括免疫球蛋白的轻链)。但大量血尿或脓尿有可能影响尿蛋白的定量结果。肉眼血尿(而非镜下血尿)也可能导致大量蛋白尿。

(三)尿清蛋白检测

主要包括尿清蛋白特异性试纸、24 小时尿清蛋白排泄率(urinary albumin excretion,UAE)、尿清蛋白/肌酐比值(albumin creatinine ratio,ACR)和24 小时尿清蛋白定量,其中 UAE 和 ACR 目前已广泛应用于临床。UAE 可采用 24 小时尿量或 12 小时尿标本测定,ACR 的检测以清晨第 1 次尿取样比较正规,随意尿样亦可,该比值校正了由脱水引起的尿液浓度变化,但女性、老年人肌酐排泄低,结果偏高。

(四)尿蛋白电泳

通常用醋酸纤维素膜测定,可以对尿蛋白进行定性测定,对于检测蛋白的来源十分有用。

1.选择性蛋白尿

清蛋白比例>80%。一般见于光镜下肾小球无明显损伤的肾病(微小病变所致的肾病综合征)。

2.非选择性蛋白尿

清蛋白比例<80%。通常包含各种类型的血清球蛋白。所有的肾脏病都可能引起这种类型的蛋白尿。

3.包含有大量异常蛋白的蛋白尿

尿中β或γ单株峰的增高意味着单克隆免疫球蛋白轻链的异常分泌。尿本-周蛋白的特征是在50 ℃左右时可以积聚,而温度更高时则会分解。

4.小管性蛋白尿

主要包括低相对分子质量的球蛋白,用聚丙烯酰胺胶电泳能根据不同的相对分子质量区分不同的蛋白。

三、临床表现

(一)微量蛋白尿

微量蛋白尿是指 UAE 20~200 μg/min 或 ACR 10~25 mg/mmol,即尿中清蛋白含量超出健康人参考范围,但常规尿蛋白试验阴性的低浓度清蛋白尿。微量蛋白尿是一个全身内皮细胞损伤的标志,也是心血管疾病发病和死亡的危险因素。通过微量蛋白尿的检测能早期发现肾脏病,有利于及时治疗和延缓疾病进程。K/DOQI(Kidney Disease Outcome Quality Initiative)指南推荐对于糖尿病、高血压和肾小球疾病引起的慢性肾脏病(chronic kidney disease,CKD),尿清蛋白是一个比总蛋白更为敏感的指标。近年来微量蛋白尿作为 CKD 的早期检测指标逐渐得到重视。

(二)间歇性蛋白尿

常见于某些生理性或病理性的状态,如乏力、高热、尿路感染、右心衰竭、球蛋白增多症、直立性蛋白尿等。

直立性蛋白尿多见于青春期生长发育较快、体型较高的年轻人,而在青春期结束时可突然消失,年龄大多<20 岁。诊断直立性蛋白尿必须要证实平卧后蛋白尿可消失(收集平卧 2 小时后的尿样)。直立性蛋白尿患者不伴有血尿或肾外

体征,不存在任何病理改变,静脉肾盂造影结果正常。

(三)持续性蛋白尿

病因诊断取决于蛋白尿的量和组成。

(1)大量蛋白尿而没有肾病综合征的表现,可能由于尿蛋白主要由 IgG 的轻链组成或见于新发的肾小球病变。

(2)当肾小球滤过率(glomerular filtration rate,GFR)＜50 mL/min 时,尿蛋白量往往也随之减少。但对于糖尿病肾病或肾脏淀粉样变的患者仍会有大量蛋白尿,且肾脏体积不缩小。

(3)肾小球病变可能会伴发肾小管或肾血管病变(如肾血流量减少引起的玻璃样变性)。

一般情况下,大多数的肾脏病伴有蛋白尿,但应除外以下情况:①某些新发的肾脏病,需通过肾组织活检确诊。②某些间质性肾病,特别是代谢原因引起的肾脏病。③不伴有蛋白尿的肾衰竭需考虑流出道梗阻。

第四节　尿频、尿急、尿痛

尿频、尿急和尿痛合称为膀胱刺激征。尿频是指在一定时间内排尿次数增多。正常成年人白天排尿 4～6 次,夜间 0～2 次。尿急是指患者有尿意后难以控制,需要立即排尿。尿痛是指排尿时感觉耻骨上区、会阴部和尿道内疼痛,以及有烧灼感。

一、临床表现

(一)尿频

1.生理性尿频

因精神紧张、气候寒冷或者饮水过多导致排尿次数增多。这种情况属正常现象。特点是每次尿量不少,也不伴有随尿频、尿急等其他症状。

2.病理性尿频

可分为 5 种。

(1)多尿性尿频:全天总尿量增多。排尿次数增多,每次尿量无明显变化。多见于糖尿病、尿崩症、精神性多饮和急性肾衰竭的多尿期。

（2）炎症性尿频：每次尿量少，伴有尿急和尿痛等膀胱刺激症状。尿液镜检可见炎性细胞。多见于膀胱炎、尿道炎、前列腺炎和尿道旁腺炎等。

（3）神经性尿频：尿频而每次尿量少，不伴尿急、尿痛。尿液镜检无炎性细胞。见于中枢神经和周围神经病变，如神经源性膀胱、癔症。

（4）膀胱容量减少性尿频：为持续性尿频，每次尿量少。药物治疗难以缓解。多见膀胱占位性病变。妊娠子宫增大或卵巢囊肿等压迫膀胱也可引起持续性尿频。膀胱结核、坏死物质持续刺激尿路引起尿频甚至膀胱纤维性缩窄。

（5）尿道口周围病变：尿道口息肉、处女膜伞和尿道旁腺囊肿等刺激尿道口引起尿频。

（二）尿急

（1）炎症：急性膀胱炎、尿道炎，特别是膀胱三角区和后尿道炎症，尿急症状特别明显；急性前列腺炎常有尿急，慢性前列腺炎因伴有腺体增生肥大，故有排尿困难、尿线细和尿流中断。

（2）结石和异物：膀胱和尿道结石或异物刺激黏膜产生尿频。

（3）肿瘤：膀胱癌和前列腺癌。

（4）神经源性：精神因素和神经源性膀胱。

（5）高温环境下尿液高度浓缩，酸性高的尿可刺激膀胱或尿道黏膜产生尿急。

（三）尿痛

引起尿急的病因几乎都可以引起尿痛。疼痛部位多在耻骨上区、会阴部和尿道内，尿痛性质可为灼痛或刺痛。尿道炎多在排尿开始时出现疼痛；后尿道炎、膀胱炎和前列腺炎常出现终末性尿痛。

二、伴随症状

（1）尿频伴有尿急和尿痛见于膀胱炎和尿道炎，膀胱刺激征存在但不剧烈而伴有双侧腰痛见于肾盂肾炎；伴有会阴部、腹股沟和睾丸胀痛见于急性前列腺炎。

（2）尿频尿急伴有血尿、午后低热、乏力盗汗见于膀胱结核。

（3）尿频不伴尿急和尿痛，但伴有多饮、多尿和口渴见于精神性多饮、糖尿病和尿崩症。

（4）无痛性血尿伴尿频、尿急见于膀胱癌。

（5）老年男性尿频伴有尿线细、进行性排尿困难见于前列腺增生、肥大。

（6）尿频、尿急、尿痛伴有尿流突然中断见于膀胱结石堵住出口或后尿道结石嵌顿。

第五节 少尿、无尿、多尿

正常成年人 24 小时尿量为 1 000～2 000 mL。如 24 小时尿量少于 400 mL，或每小时尿量少于 17 mL 称为少尿。24 小时尿量少于 100 mL 或 12 小时完全无尿称为无尿。如 24 小时尿量超过 2 500 mL 称为多尿。

一、病因与临床表现

(一)少尿或无尿基本病因

1.肾前性

(1)有效血容量减少：多种原因引起的休克、重度失水、大出血和肝肾综合征，大量水分渗入组织间隙和浆膜腔，血容量减少，肾血流减少。

(2)心脏排血功能下降：各种原因所致的心功能不全、严重的心律失常、心肺复苏后体循环功能不稳定；血压下降所致肾血流减少。

(3)肾血管病变：肾血管狭窄或炎症、肾病综合征、狼疮性肾炎、长期卧床不起所致的肾动脉栓塞或血栓形成；高血压危象、妊娠期高血压疾病等引起肾动脉持续痉挛；肾缺血导致急性肾衰竭。

2.肾性

(1)肾小球病变：重症急性肾炎、急进性肾炎和慢性肾炎因严重感染，血压持续增高或肾毒性药物作用引起肾功能急剧恶化。

(2)肾小管病变：急性间质性肾炎包括药物性和感染性间质性肾炎、生物毒或重金属及化学毒所致的急性肾小管坏死、严重的肾盂肾炎并发肾乳头坏死。

3.肾后性

(1)各种原因引起的机械性尿路梗阻：如结石、血凝块、坏死组织阻塞输尿管、膀胱进出口或后尿道。

(2)尿路外的压迫：如肿瘤、腹膜后淋巴瘤、特发性腹膜后纤维化、前列腺肥大。

(3)其他：输尿管手术后、结核或溃疡愈合后瘢痕挛缩、肾严重下垂或游走肾所致的肾扭转、神经源性膀胱等。

(二)多尿病因

1.暂时性多尿

短时间内摄入过多水、饮料和含水分过多的食物；使用利尿药后，可出现短时间多尿。

2.持续性多尿

主要为内分泌代谢障碍和肾病。

(1)内分泌代谢障碍。①垂体性尿崩症:因下丘脑-垂体病变使抗利尿激素分泌减少或缺乏,肾远曲小管重吸收水分下降,排出低比重尿,量可达到5 000 mL/d以上。②糖尿病:尿内含糖多引起溶质性利尿,尿量增多。③甲状旁腺功能亢进症:血液中过多的钙和尿中高浓度磷需要大量水分将其排出而形成多尿。④原发性醛固酮增多症:引起血中高浓度钠,刺激渗透压感受器,摄入水分增多,排尿增多。

(2)肾病。①肾性尿崩症:肾远曲小管和集合管存在先天性或获得性缺陷,对抗利尿激素反应性降低,水分重吸收减少而出现多尿。②肾小管浓缩功能不全:见于慢性肾炎、慢性肾盂肾炎、肾小球硬化、肾小管性酸中毒及药物、化学物品或重金属对肾小管的损害;也可见于急性肾衰竭多尿期等。

3.精神因素

精神性多饮患者常自觉烦渴而大量饮水引起多尿。

二、伴随症状

(一)少尿

(1)少尿伴肾绞痛见于肾动脉血栓形成或栓塞、肾结石。

(2)少尿伴心悸气促、胸闷不能平卧见于心功能不全。

(3)少尿伴大量蛋白尿、水肿、高脂血症和低蛋白血症见于肾病综合征。

(4)少尿伴有乏力、食欲缺乏、腹水和皮肤黄染见于肝肾综合征。

(5)少尿伴血尿、蛋白尿、高血压和水肿见于急性肾炎、急进性肾炎。

(6)少尿伴有发热、腰痛、尿频、尿急、尿痛见于急性肾盂肾炎。

(7)少尿伴有排尿困难见于前列腺肥大。

(二)多尿

(1)多尿伴有烦渴、多饮、排低比重尿见于尿崩症。

(2)多尿伴有多饮、多食和消瘦见于糖尿病。

(3)多尿伴有高血压、低血钾和周期性瘫痪见于原发性醛固酮增多症。

(4)多尿伴有酸中毒、骨痛和肌麻痹见于肾小管性酸中毒。

(5)少尿数天后出现多尿可见于急性小管坏死恢复期。

(6)多尿伴神经症症状可能为精神性多饮。

第六节 水 肿

一、概述

内环境保持动态平衡取决于渗出压和回收压,渗出压＝毛细血管内静脉压－血浆胶体渗透压－(组织间隙压＋组织胶体渗透压);回收压＝组织压＋血浆胶体渗透压－组织胶体渗透压－毛细血管内压。当上述任何一个环节有改变均可导致水分潴留在组织间隙中产生水肿有下列几个主要因素:①水钠潴留。②毛细血管内压力增高,如右心衰竭。③毛细血管通透性增高,如急性肾小球肾炎。④血浆胶体渗透压下降,如肝硬化、肾病时血浆清蛋白下降。⑤淋巴回流受阻,如血丝虫病。水肿是一个常见症状,有功能性和器质性,器质性中以心、肝、肾疾病为最常见(图 1-1)。

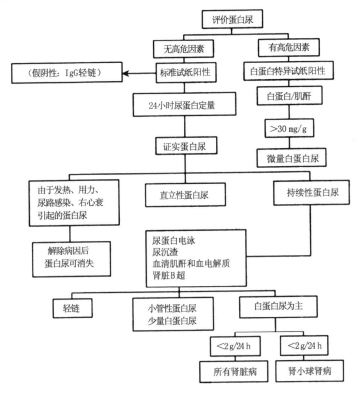

图 1-1 蛋白尿的诊断思路

二、器质性水肿的常见病因

(一)心源性水肿

各种原因致心力衰竭后心功能下降,有效循环血量减少,肾血流量和肾小球滤过率(glomerular filtration rate,GFR)下降,同时继发醛固酮和抗利尿激素释放,使水钠潴留,加上静脉压增高,毛细血管压力增加,组织回吸收能力下降致组织水肿。从下肢向上的水肿,伴有颈静脉怒张、肝大、肝颈反流征阳性、静脉压增高,可伴胸腔积液、腹水。心源性水肿的特点是从身体下垂部位开始,体检可有心脏听诊异常。

(二)肾性水肿

分为肾炎性水肿和肾病性水肿 2 类。

1.肾炎性水肿

多见于急性肾炎。肾小球免疫变态反应使肾脏滤过率下降,毛细血管通透性增高,使水钠潴留。开始常在组织疏松的部位如眼睑部出现水肿,以后发展到全身水肿,多为紧张性水肿,凹陷不明显,体重明显增加,儿童可并发心衰,伴有血尿、蛋白尿、高血压。

2.肾病性水肿

肾病综合征时大量蛋白尿,造成血浆清蛋白的低下,胶体渗透压下降,血容量下降,使肾小球滤过率下降;血容量下降又继发醛固酮和抗利尿激素增高发生水肿。水肿特别明显,凹陷性,往往伴有胸腹水,除蛋白尿外还可有肾功能的损害。

(三)肝脏性水肿

任何肝脏疾病引起血浆蛋白合成障碍,使胶体渗透压下降,继发醛固酮升高,同时由于肝病门静脉压力增高,故往往先有腹水,再出现下肢水肿,伴有肝功能减退的门静脉高压症,如腹壁静脉怒张、胃底食管静脉曲张等。

(四)营养不良性水肿

由慢性消耗性疾病及营养障碍性疾病引起,如手术、肿瘤、结肠瘘、烧伤、维生素 B_1 缺乏等引起低蛋白血症而发生水肿,往往从足部开始,加上皮下脂肪少,组织松弛加重了组织液的潴留,纠正病因后即可消退。目前已少见。

(五)内分泌性水肿

鉴于甲状腺功能减退、原发性醛固酮增多症、库欣综合征或长期大剂量使用激素、丙酸睾酮等。甲减引起组织中黏蛋白的增多,导致非凹陷性水肿,面部明显组织增厚,促甲状腺激素升高,T_3、T_4下降,同时有嗓音变粗、眉毛脱落、便秘、怕冷等症状。

三、功能性水肿的原因

(一)特发性水肿

女性多见。水肿与体位有关,直立及劳累后加重,平卧休息后逐渐消退,常伴有其他神经衰弱症状。目前认为是由于直立时颈动脉窦交感神经感受器兴奋不足,导致脑血流供应相对不足,通过容量感受器的反射引起醛固酮分泌增加所致。立、卧位水试验可呈阳性。

(二)卵巢功能紊乱

常见的是经前期水肿,在排卵期后逐渐开始眼睑有沉重感或轻度水肿,体重增加、尿量减少、腹胀或下肢轻度水肿,至月经来潮时达高峰,行经后逐步消退,周而复始。

(三)功能性水肿

女性多见,水肿往往局限于两下肢和/或眼睑,程度较重,间歇持续数年,可与季节有关(常在初春),与体位无关(此与特发性水肿有区别),常伴全身乏力、食欲减退等。

四、局部性水肿

由于静脉或淋巴回流受阻或毛细血管通透性增加所致。

(一)感染中毒性(大多属炎症性)

如血栓性静脉炎、丹毒、疖、痈、蜂窝织炎、痛风,以及毒蛇或虫咬中毒等,有感染症状,局部有红、肿、热、痛,血白细胞计数增高。

(二)淋巴回流梗阻

如慢性淋巴管炎、丝虫病、淋巴周围组织受压等。局部检查除水肿外,皮肤可见橘皮样改变,毛孔显著;慢性可反复发作,皮肤增厚、色素沉着,疑为丝虫病,外周血涂片可见尾丝蚴。乳房根治术亦可引起患侧手臂水肿。

(三)物理性

如烧伤、冻伤等。

(四)变态反应性

过敏性接触性皮炎、血管神经性水肿如唇部血管丰富处。

(五)神经营养障碍

如肢体瘫痪等。

(六)上腔静脉受阻

由于纵隔肿瘤、胸腔内动脉瘤或淋巴结肿大等引起上腔静脉回流受阻,表现为头、面、颈及上肢水肿和 Horner 征。

(七)下腔静脉受阻

由于血栓形成,腹内肿块,卵巢囊肿,腹水压迫,肿瘤在下腔静脉内转移等,表现为下肢水肿伴腹壁静脉曲张。

(八)正常妊娠

肿大子宫压迫下腔静脉使之回流受阻,同时伴水钠潴留,妊娠期高血压疾病时有蛋白尿、高血压及肾功能改变。

第七节　尿潴留和尿失禁

一、尿潴留

(一)概述

尿潴留是指各种原因使尿不能排出而潴留在膀胱。若膀胱过度膨胀、压力逐渐升高可使尿溢出,称为充溢性假性尿失禁,压力过高甚至可发生膀胱破裂。长期尿潴留可引起双侧输尿管和肾盂积水、继发感染及肾功能受损,因此要引起重视。

按尿潴留的发生情况可分为完全性和部分性尿潴留,急性和慢性尿潴留。

(二)病因

1.急性尿潴留

突然发病,小腹胀满,有尿意但排不出,痛苦状。常见原因有以下几方面。

(1)机械性梗阻:膀胱颈部和尿道的任何梗阻性病变,如前列腺增生、尿道狭窄或损伤、尿路结石、肿瘤、异物、盆腔肿瘤、妊娠子宫、婴幼儿直肠内粪块等。

（2）动力性梗阻：是指排尿功能障碍引起的梗阻，膀胱、尿道并无器质性病变，如麻醉术后、神经系统损伤、炎症、肿瘤、糖尿病、使用各种松弛平滑肌药物（如阿托品、普鲁卡因、山莨菪碱）等。

（3）其他：各种原因引起的低血钾、高热、昏迷、腹部或会阴部手术后切口疼痛而不敢用力排尿或不习惯卧床排尿等。

2.慢性尿潴留

起病缓慢，病时长久，膀胱虽明显膨胀但患者无痛苦，见于慢性前列腺增生、前列腺癌、膀胱钙化等。一般尿潴留患者年龄较大，多在 50 岁以上，男性，有进行性排尿困难多为前列腺病变，若发生尿潴留前有血尿、尿痛、尿流中断或排尿困难多见于膀胱或尿道结石，伴有无痛血尿或尿路刺激征后血尿见于肿瘤。

（三）诊断步骤

1.确定是少尿、无尿、还是尿潴留

可做腹部体检，见耻骨联合上方膀胱区椭圆形隆起，叩诊有浊音，提示尿潴留。另可做膀胱 B 超来确定尿潴留的存在。若膀胱内残余尿＞10 mL，即可诊断为部分性尿潴留。

2.寻找尿潴留的原因

结合病史、症状、体征及直肠肛检、尿道镜、B 超、血钾等辅助检查分析，是尿道、前列腺病还是身体其他因素。

二、尿失禁

（一）概述

各种原因使尿液不自主流出，不能控制称为尿失禁。

（二）病因

1.真性尿失禁

真性尿失禁是膀胱张力过度或尿道括约肌松弛使尿液流出。

2.假性尿失禁

假性尿失禁多为梗阻后膀胱内压增高而尿液溢出，一旦梗阻解除症状即消失。

3.应力性尿失禁

应力性尿失禁是在括约肌松弛的因素上腹压突然增高，如打喷嚏、剧烈咳嗽后使尿排出。妊娠后子宫压迫也可造成此类尿失禁。

4.先天性尿失禁

先天性尿失禁是指尿路畸形造成尿瘘或隐性脊柱裂,使尿液流出。

5.神经系统病变

脑出血后可引起尿失禁。

(三)诊断

结合病史详细询问症状的发生发展、是否有尿路刺激征、尿路结石、盆腔手术史、妊娠史,体检重点是盆腔、泌尿生殖系统及肛门检查,辅以 B 超检查,必要时神经系统检查不难做出诊断。本病要与下列疾病鉴别。

1.遗尿

遗尿多见儿童,白天多能控制,夜间不自主流出。

2.尿潴留

高度尿潴留使膀胱内压增高也可有部分尿液溢出。

第八节 腰 痛

在泌尿内科疾病中通常所说的腰部疼痛是指肾区疼痛。因为肾实质没有感觉神经分布,所以受损害时没有疼痛感,但 T_{10} 至 L_1 段的感觉神经分布在肾被膜、输尿管和肾盂上,当肾盂、输尿管内张力增高或被膜受牵扯时刺激到感觉神经,可发生肾区疼痛。

一、临床表现

根据疼痛性质可分为 2 类。

(一)肾绞痛

表现为腰背部间歇性剧烈绞痛,常向下腹、外阴及大腿内侧等部位放射。疼痛可突然发生,伴有恶心、呕吐、面色苍白、大汗淋漓,普通止痛药不能缓解。常由输尿管内结石、血块或坏死组织等阻塞引起。梗阻消失疼痛即可缓解。常伴肉眼或镜下血尿。

(二)肾区钝痛及胀痛

(1)肾病所致疼痛:疾病导致肾肿大,肾被膜被牵撑引起疼痛。常见于急性肾炎、急性肾盂肾炎、肾静脉血栓、肾盂积水、多囊肾及肾癌等。

(2)肾周疾病所致腰痛:如肾周围脓肿、肾梗死并发肾周围炎、肾囊肿破裂及肾周血肿。肾区疼痛较重,患侧腰肌紧张,局部明显叩压痛。

(3)肾下垂也可致腰痛。

(4)脊柱或脊柱旁疾病:脊柱或脊柱旁软组织疾病也可引起腰部疼痛。此外胰、胆及胃部疼痛也常放射至腰部。

二、鉴别诊断

(一)肾绞痛

肾绞痛发作时常伴血尿。腹部 X 线平片可见结石。尿路造影及 B 超检查可见透 X 线结石。

(二)肾病所致的腰痛

均伴有相应肾病表现。急性肾盂肾炎除腰痛外,尚有膀胱刺激症状,以及畏寒、高热等全身表现。患侧腰区叩痛,尿白细胞计数增多,细菌培养阳性。肾小球疾病腰痛一般都较轻,并非患者就诊的主要原因。

(三)肾周围脓肿所致腰痛

腰痛明显,伴畏寒、高热等全身中毒症状。体检患侧腰部肌肉紧张,局部压痛、叩痛。实验室检查外周血白细胞计数增多并出现核左移。腹部 X 线平片示肾外形不清,腰大肌阴影消失。B 超检查可见肾周暗区。

(四)肾梗死所致腰痛

突然发生,患侧腰部剧痛,伴恶心、呕吐、发热、血尿。体格检查患侧肾区叩痛,外周血白细胞计数增多,血清谷草转氨酶升高,尿乳酸脱氢酶升高,放射性核素肾血管造影对诊断有意义。

第九节 肾性昏迷

一、意识与昏迷

在临床上,意识是指人对自身和周围环境的感知,一般通过语言和行动来表达。引起运动、感觉和反射功能的障碍、大小便失禁等。

(一)发病机制

人在清醒时能对周围环境和机体内部的各种变化产生印象,并可与过去类似的经验相联系,进行比较,做出判断,确定其意义,人的这种功能便是意识。思维活动、随意动作和意志行为是意识活动的具体表现。正常意识活动包括"觉醒状态"和"意识内容和行为"。现已知大脑皮质和上行性网状激活系统是意识的解剖基础,要维持"觉醒状态",有赖于大脑皮质和脑干网状结构不断地将感应的体内外感觉冲动经丘脑广泛地投射到皮质(即上行性网状激活系统);而"意识和行为"则有赖于大脑皮质的高级功能活动。人类大脑皮质对脑干和脊髓的反射既起抑制作用,又起促进作用。正常睡眠周期性的生理现象,不论多深的睡眠总以被唤醒或自然醒转。睡眠和觉醒有节律地交替,构成醒-睡周期。脑桥上端至中脑网状结构病变时,可以引起意识改变。脑的上行性网状激活系统完全损害时,终器则处于昏睡中,睡眠-觉醒周期消失。电刺激睡眠动物的脑干网状结构及皮质的网状结构投射区可使动物持续保持觉醒。毁坏中部和上部脑桥网状结构区时,动物可出现昏迷,脑电图有明显的梭样高幅慢波。除了脑的上行性网状激活系统外,丘脑非特异性核对大脑皮质的兴奋性也很重要。它可改变大脑皮质的兴奋状态,增强反应性,保持和促进意识的清醒。下丘脑后部和中脑的中央灰质具有紧张性激活的驱动功能,通过脑的网状结构上行性激活系统,对大脑皮质阈电位起持续的易化作用,所以意识才能保持持续的清醒状态。大脑皮质是进行高级神经活动产生意识内容的部位。广泛皮质病变可造成意识内容的紊乱,病变范围越广泛,意识改变越明显。昏迷的实质是觉醒能力减低甚至丧失,表现为闭目沉睡,动作减少,反应迟钝甚至毫无反应。此外,神经递质在维持机体觉醒中具有重要的作用,如脑内肾上腺素能和巴胺能递质是维持觉醒的重要的因素;在重要的机体觉醒状态中,5-羟色胺和儿茶酚胺之间呈相互制约的关系,动物实验发现肾上腺素能神经元活动的加强和5-羟色胺神经元活动的减低都可以使动物保持清醒。由上可见,无论何因,只要使大脑皮质发生弥漫性损害或抑制,或损害了脑干网状结构上行激活系统,阻断了它的投射功能,或上述两者均遭到损害,都可以引起昏迷。

(二)病因

昏迷的原因复杂,常涉及多科性一系列疾病。临床上根据有无神经系统体征将昏迷分为3类。

1.无局灶性神经系统体征,亦无脑膜刺激征

绝大多数患者属此类昏迷。其病因属于全身性或脑部弥漫性中毒-代谢障碍。此类昏迷者脑部并无特异性病理改变,很少有持久的局灶性神经体征或脑膜刺激征,颅内压增高也不多见,但常有全身性的或脑部以外的器官病变史和临床症状,实验室检查有助于诊断。主要见于以下几种方面。

(1)脑缺血、缺氧:当急性缺血、缺氧达一定程度(脑组织含氧<2 mL/100 g)后,脑内兴奋性递质合成停止,神经冲动传导阻断而致昏迷。见于心源性脑缺血综合征、持久性休克、心跳呼吸暂停、晕厥、窒息、溺水、高山病等。

(2)代谢产物的异常潴留:又称内源性酸中毒。如肝昏迷时,血氨和脑脊液中的 α-谷氨酸酮增高;肾性脑病或尿毒症时血肌酐、尿素氮增高;肺性脑病时血 CO_2 含量增高及严重脱水、酸中毒等。

(3)脑代谢必需的物质缺乏:葡萄糖、辅酶和 B 族维生素缺乏可以导致脑代谢的紊乱。如慢性酒精中毒和重度营养不良引起辅酶的缺乏;胰岛素或降血糖药物过量、严重肝病和影响糖代谢的内分泌病导致的低血糖等。

(4)外源性毒素见于一些理化物质或毒素作用于心血管而引起循环障碍和脑缺氧、抑制酶的功能、对脑神经元的抑制导致昏迷。常见的如一氧化碳中毒,酒精、催眠药中毒,有机磷化合物、氰化物、砷,副醛、甲醇等。

(5)严重的感染性中毒

(6)内分泌病和代谢障碍:人体内分泌腺(胰岛细胞、垂体、肾上腺皮质、甲状腺、甲状旁腺等)病变时,各种激素分泌过多或不足引起水、糖、盐类(钾、钠、钙、磷、氯化物等)代谢和酸碱平衡紊乱,致使脑神经细胞膜兴奋性降低或对递质的敏感度改变,影响神经冲动的正常传导而引起意识障碍。

2.有局灶性神经系统体征,无脑膜刺激征

如急性起病,血压不增高的老年患者可能为缺血性脑卒中;有头痛史、早期呕吐、视盘水肿或高血压视网膜改变和脑疝体征者可能为急性出血性脑卒中或某些脑炎。慢性或亚急性起病者可能为颅内占位,如脑瘤、脑脓肿、肉芽肿和慢性硬膜下血肿。若起病较缓而伴有发热或感染病史者,则可能为脑炎、脑干炎、中毒性脑病、颅内静脉窦血栓形成等。凡具局灶性神经系统损害的临床表现,如脑神经损害、肢体瘫痪、局限性抽搐、偏侧锥体束征等,应考虑有无可导致颅内压增高的疾病,应进行脑电图、头颅 CT、MRI 和脑脊液检测。

3.无局灶性神经系统体征,而有脑膜刺激征

如有颈项强直和/或凯尔尼格征、布鲁津斯基征,可能为脑膜炎、蛛网膜下腔出血,需及早检查脑脊液。如仍难以确诊,应选脑脊液检测和/或头颅 CT、MRI 检查。要警惕:①具枕骨大孔疝征兆的颅内占位病变和小脑出血患者,脑膜刺激

征阳性,但因昏迷未呈现神经系统定位体征。②婴儿、老年、昏迷过深者或疾病的早期,即使有刺激脑膜的病变存在,有时也可能不出现脑膜刺激征。

(三)临床表现

昏迷因意识障碍的深度和损害的部位不同而临床表现不一。

正常人清醒时意识清晰,对自身和环境的感知敏锐,对体内和外界的刺激都能及时做出适当的反应和行动。当大脑有弥漫性损害时可出现不同程度的意识障碍,如嗜睡、昏睡、昏迷。患者于昏迷前常出现不固定的自觉症状,如头昏、头痛、精神萎靡、淡漠、嗜睡、失眠等。此后精神恍惚、运动不安、意识清晰水平降低,精神萎靡,动作减少。此时意识渐模糊,常持续地处于睡眠状态,但尚能唤醒,勉强配合检查,对语言尚有反应,简单地回答问题,停止刺激后复又入睡。随着意识障碍进行性加重,进入在较重的痛觉和较响的语言刺激下才被唤醒的昏睡状态。患者可睁眼、呻吟、躲避,做简单、模糊而又不完整的答话和进行有目的地动作,刺激停止后又入睡。若病情不能得到有效的控制,则进入昏迷。一般按昏迷程度分为浅昏迷、中度昏迷、深昏迷和过度昏迷。

1.浅昏迷

患者呼之不应,推之不醒,随意运动丧失,仅有较少的无意识地自发动作,对疼痛刺激(如压眶上缘)有躲避反应和痛苦表情,但不能回答问题或执行简单的命令,吞咽反射、咳嗽反射、角膜反射和瞳孔对光反射、腱反射仍然存在,可伴有谵妄。生命体征无明显改变。

2.中度昏迷

对周围事物和感知均无反应,对强度刺激的防御反射、角膜反射、瞳孔对光反射均减弱;呼吸、脉搏、血压可有改变;大、小便障碍。

3.深昏迷

没有任何自发动作,全身肌张力低下,对外界任何刺激的感知反应和反射消失,呼吸不规则,血压下降。病理征存在或消失。生命体征趋于衰竭。

4.过度昏迷

过度昏迷为深昏迷进一步发展的结果,又称为不可逆昏迷或脑死亡。患者全身肌张力低下,眼球固定、瞳孔散大、体温低且不稳。脑与脊髓活动均消失,濒于死亡状态,常依赖于呼吸器及药物维持生命。

5.特殊类型的意识障碍

指睁眼昏迷或醒状昏迷。患者意识内容丧失但觉醒能力尚存,有时睁眼若醒,但对环境无感知。见于去皮质综合征、无动性缄默症、持续性植物状态和闭锁综合征等。

(1)去皮质综合征:为大脑皮质广泛损害,皮质功能产生严重的功能障碍引起。患者意识内容部分或完全丧失。若上升激活系统和皮质结构无损害,则醒-睡周期尚存。此时患者醒时貌似清醒,睁眼若视,可有瞬目、咀嚼、吞咽、躲避等反射活动,但无有目的地动作或讲话。常有吮吸、强握等原始反射和病理反射。偶可出现无意识地哭叫或自发性强笑。随着皮质下功能的保存和部分恢复,四肢肌张力增高,肢体出现强直或痉挛,或上肢屈曲、下肢伸直的去大脑强直状态,其恢复的程度视病因而异。

(2)无动性缄默症:为上行网状激活系统部分损害或脑干上部和丘脑网状结构受损所致,但患者无广泛的大脑皮质损害。临床表现和去皮质综合征相似,患者缄默不语、肢体无自发性活动,但有醒-睡周期。醒时睁眼若视,无表情活动。对疼痛刺激能躲避,也被称为睁眼昏迷。当病损累及边缘系统时,无动性缄默症可伴发抽搐、瘫痪及体温失调、心律不齐、呼吸紊乱、多汗等自主神经症状。如病损部位主要在中脑、间脑和脑干上部时,常伴有瞳孔改变、眼球动障碍等。因广泛、严重的脑损害,脑缺氧久等经抢救方存活者,有时这两种发病原因不同的睁眼昏迷并存。患者的基本生命体征持续存在,但无任何有意识的心理活动,没思想感情,失去社交能力和认知能力,统称持续性植物状态。

(3)闭锁综合征:又称失传出状态、醒状昏迷。因大脑半球和脑干被盖部的网状激活系统无损害,故意识保持清醒。患者脑桥以下脑神经及四肢均瘫痪,仅能以眼球运动示意,以与周围环境建立联系。患者不能用语言来表达自己的意愿,易被误认为昏迷。脑电图有助于与真正的意识障碍相鉴别。

(四)诊断与鉴别诊断

当患者的意识丧失,对体内和外界环境的刺激均无反应时,即可诊断为昏迷。昏迷是病情危重的标志,必须做详细的全身检查,配合必要的化验及辅助检查,确定其是否昏迷,昏迷的程度和类型,推断昏迷的病因,以指导治疗。

1.病史采集

详细询问病史,重点了解以下几点。

(1)昏迷的缓急及发病的全过程:如急性起病者有颅脑外伤、脑血管病、药物中毒、心肌梗死等可能;亚急性起病者,有肝性脑病、尿毒症、病毒性脑炎、脑膜炎等可能;慢性起病者,有颅内占位性病变、慢性硬脑膜下血肿等可能。

(2)首发症状:若以头昏、眩晕为首发症状者,可能为椎基动脉系统的急性血液循环障碍;剧烈头痛者可能为蛛网膜下腔出血、脑出血、颅内感染、颅内压增高等;如在病程中出现,要特别注意昏迷出现前有何疾病表现。

(3)既往病史:注意有无可引起昏迷的内科疾病,如严重的肺部疾病者有肺性脑病的可能;有高血压史者有脑血管病的可能;对反复短暂昏迷者要询问有无癫痫史。

(4)颅脑外伤或中毒史:如有头部外伤史者应注意有无颅内血肿;发病时有煤气接触史者要注意有无一氧化碳中毒;食野生蕈史者可能为毒蕈中毒。

2.一般检查注意生命体征

(1)体温:高热提示严重感染、中暑、脑桥出血。对体温过低者需注意有无休克、镇静剂中毒、甲状腺功能低下、低血糖症、冻伤等。

(2)脉搏:过慢需要注意有无颅内高压、心脏疾病史;心率过快,提示心脏异位节律或心力衰竭。

(3)血压:高血压可见于脑出血、颅内压增高;低血压见于休克、心肌梗死、催眠药中毒等。

(4)呼吸:不同的呼吸气味可提示不同的疾病,如呼气中带苹果味,则提示有糖尿病酮症酸中毒可能;带酒味,可能为醉酒;带尿味,则提示可能为尿毒症。呼吸节律失常的类型视脑结构受损害平面而异,如大脑广泛性损害可出现潮式呼吸;中脑被盖部损害出现神经源性过度呼吸;脑桥上端被盖部损害出现长吸气式呼吸;脑桥下端被盖部损害出现丛集性呼吸;延髓损害出现共济失调式呼吸。

(5)皮肤:如缺氧时皮肤发绀,一氧化碳中毒时呈樱桃红色。

(6)头颅:应检查有无外伤,耳、鼻、结膜有无出血等。

(7)脑膜刺激征:阳性还是阴性。

3.神经系统检查

对瞳孔、眼底、有无偏瘫体征和脑干功能(包括吞咽、角膜、瞳孔对光反射和咳嗽反射等)进行检查,以判断脑干功能有无损害。

4.实验室检查

结合病史和体检,进行各种检查以进一步明确病因。

如脑脊液细胞数增多,以淋巴细胞为主,伴有糖和氯化物含量减低,蛋白质增高,常提示结核性或隐球菌性脑膜炎所致的昏迷;尿常规发现有红细胞、白细胞,蛋白尿和管型尿,血浆非蛋白氮含量明显增高,可能为尿毒症昏迷。同时,物理检查如胸片、心电图、脑电图、B超和颅脑CT、MRI等对了解有无内脏病变及其性质有帮助。

5.引起昏迷的常见病

(1)颅内病变:颅内病变如颅脑外伤、占位、脑血管病变、炎症等是昏迷常见的病因。①颅脑外伤:外伤性昏迷,如脑震荡、硬脑膜下血肿、硬脑膜外血肿等,根据外伤体征、CT 或 MRI 检查对诊断有帮助。②颅内压增高:脑瘤和脑脓肿等均有颅内压增高的表现,如头痛、恶心、呕吐,眼易有视盘水肿,结合亚急性或慢性起病、影像学检查等可诊断。③血管病变:脑血管病,如高血压性脑出血、脑血栓形成、脑栓塞等,以急性起病伴局限性的神经功能缺失为特点。蛛网膜下腔出血具有急性起病、剧烈的头痛、呕吐、脑膜刺激征和血性脑脊髓液等表现。④炎症:急性或亚急性起病的脑膜炎(如结核性脑膜炎、化脓性脑膜炎等),有头痛、发热和脑膜刺激征,相应的脑脊髓液改变。脑炎,如夏季发病的流行性乙型脑炎、单纯疱疹性脑炎等,具有发热、局灶性脑炎症状和脑脊液改变等表现。

(2)代谢性脑病:感染、中毒等脑部以外的器官和全身性疾病,影响脑细胞代谢也可引起昏迷。①内源性:一般有原发疾病史伴其他表现,如糖尿病酮症酸中毒患者呈潮式呼吸,呼出的气体具丙酮味,有脱水表现,血糖明显增高,血酮和/或尿酮增高。肝性昏迷患者有黄疸、肝臭、血氨升高表现。尿毒症表现为皮肤干燥、萎黄,伴水肿,眼底、血生化和尿常规检查可帮助诊断。②外源性:中枢神经抑制剂、催眠药过量,如巴比妥类药、非巴比妥类药中毒者,患者表现为瞳孔缩小、呼吸浅慢,可有恶心、呕吐,呕吐物检测可帮助诊断;一氧化碳中毒者发病时有接触一氧化碳史,皮肤呈樱桃红色,血液一氧化碳快速检查可帮助诊断。

(五)治疗

积极治疗昏迷的病因和并发症,密切观察患者的血压、脉搏、呼吸和体温等生命体征的变化,维持生命体征的稳定,避免重要脏器的进一步损害,并应用细胞代谢药物和中枢苏醒剂,以改善大脑功能,减少因昏迷所导致的后遗症。

二、肾性昏迷

早在 18 世纪 30 年代,人们已注意到慢性肾衰竭引起的神经精神症状。近50 年来,治疗慢性肾衰竭的手段不断增多,严格控制饮食、使用抗高血压药物、透析及肾脏移植等,患者的寿命得以延长,但仍有较多的神经系统症状。现在已知,神经系统损害的临床表现为在神经症状尚未出现前,已有神经传导的异常。如果未经透析治疗,约 94% 的患者出现神经精神症状,并在较短的时间出现。可见,神经系统损害的频度比临床实际症状高得多。有人统计,半数具精神症状者在 1~10 天内死亡。因此,患者出现神经精神症状,特别是进入昏迷,表示已达末期,往往在短期内会迅速恶化,若及时进行透析治疗,也可获某种程度的缓解。

(一)病因机制

引起肾脏病变常见的疾病有:①原发性肾小球肾炎是导致急、慢性肾功能不全的主要病因,其发生率占各种昏迷的第1位。②继发性小球肾炎、紫癜性肾炎,如狼疮性肾炎、紫癜性肾炎、亚急性感染性心内膜炎、慢性肾脏感染性疾病、慢性肾盂、肾结核等。③代谢病所致的肾功能损害,如肾小球硬化、高尿酸血症、多发骨髓瘤等。④长期高血压及动脉硬化所致功能损害。⑤慢性尿路梗死,如结石、肿瘤。⑥先天性肾脏疾病,如多囊肾、遗传性肾发育不良等。

患者在上述疾病的基础上,常可发生:①肾衰竭少尿期或慢性肾炎引起慢性肾衰竭,产生水、电解质平衡失调,代谢产物积蓄,引起脑组织代谢障碍及脑细胞水肿等,重症可出现昏迷。②本病一方面可引起脑水肿和脑实质小出血,另一方面亦可并发高血压或动脉硬化,进而引起脑供血不足、脑梗死或脑出血,引起偏瘫、失语等。③肾脏损害尤其是急性肾炎患者,在血压急剧上升时发生脑血管痉挛,常出现剧烈的头痛、呕吐、全身痉挛等症状。④尿毒症时药物中毒,如药物治疗引起的神经症状,约占神经症状的1/4。⑤血液透析或肾移植并发症而致昏迷。

(二)临床表现

肾脏疾病中以慢性肾衰竭引起的神经精神症状最多见,其症状也复杂多样,从轻度的非特异性的神经精神症状至昏迷,以及各种各样的感觉性痉挛。有时可出现肌肉强直、持续性呕吐及脑膜刺激征阳性等颅内压增高的表现。昏迷前患者可高声叫唤或针刺后尚能唤起运动反应,在反复命令下伸舌,有时暂时睁眼,回答问题。此后上述反应消失,但仍能引出浅反射、腱反射和其他反射。若病情进行性发展,包括瞳孔反射和角膜反射在内的所有反射均消失。昏迷后呼吸、循环功能也发生障碍,生命体征渐趋于衰竭。昏迷时可伴发其他神经症状和体征,如全身痉挛、低血钙或低血钾引发的手足抽搐和肌麻痹现象,或震颤、抽搐等不自主运动。急性肾衰竭昏迷前后还可有四肢投掷运动、类帕金森综合征、舞蹈指痉症等症状,出现这些症状常提示其预后不良。

(三)诊断与鉴别诊断

根据肾脏病史,有高血压和贫血、肤色萎黄等临床表现;结合尿常规、血尿素氮、肌酐、二氧化碳结合力等肾功能检查结果,较易做出诊断。但需与下列病变进行病因鉴别。

1.肾衰竭

部分昏迷患者慢性肾脏病呈隐匿性发展,处于氮质血症期。在发生其他疾病后,肾功能迅速恶化,出现尿毒症症状。原病因较易被诱发疾病所掩盖而漏诊或误认为急性肾衰竭。此时应进行有关血、尿检查以资鉴别。

2.其他内科疾病

尿毒症昏迷患者以腹泻、腹痛、呕吐甚至消化道大出血就诊时,易被误认为消化道疾病或肿瘤等;以贫血、精神症状为主要表现时,亦常常造成诊断的困难,理化检查特别是尿常规及肾功能检查可提供诊断依据。

(四)治疗

除按昏迷的处理原则积极进行抢救外,还应注意以下两点。

1.治疗原发病和并发症,纠正代谢紊乱

对尿毒症患者进行腹膜透析或血液透析,改善神经症状。积极处理并发症,如糖尿病、系统性红斑狼疮、酸中毒、高血压、低钠血症、脱水等,并纠正代谢紊乱。

2.防治透析所致的脑病综合征

如长期透析者采用多次缓和透析,每次透析尿素氮下降不超过原水平的30%。若有抽搐立即停止透析,迅速控制发生严重抽搐、痉挛者,并注射地西泮、苯巴比妥、苯妥英钠等药物。

第十节 肾性抽搐

一、抽搐

抽搐是临床常见的病征之一,它是一块肌肉或一组肌肉快速、重复、刻板的阵发性或强直性的无意识收缩。它具有自行发作、自行缓解、反复发作、间歇期长短不一等特点。抽搐一词在临床上应用很广,主要指癫痫性抽搐和其他原因引起的全身或双侧肢体抽搐及锥体外系局部病损所致的不随意运动。

(一)病因机制

抽搐是在多种原因作用下脑细胞功能紊乱,导致神经元暂时性异常放电的结果。其病因机制尚未完全明了,可能与下列因素有关。

1.大脑缺血或缺氧

脑组织对血和氧的需求比体内其他组织都要大得多,对缺氧或缺血的耐受性也极差。各种感染性疾病,尤其严重感染时,全身微血管痉挛和凝血机制障碍,常影响脑部循环。脑栓塞、脑血管痉挛、心源性脑缺血综合征、一氧化碳中毒和窒息等也可造成脑细胞缺血、缺氧,使脑细胞功能发生紊乱而引起抽搐。

2.代谢紊乱

抽搐的高低与细胞内外离子的相对浓度有关,其中起主要作用的是钠离子浓度的变化。低钠时,细胞外液的钠离子浓度降低,造成低渗状态,使细胞外的水分向细胞内移动,引起胞内水肿。高血钠时,细胞外液呈高渗状,细胞内液向细胞外移动,引起细胞内脱水。脑细胞的水肿和脱水均可使其功能紊乱。此外,钙具有维持脑细胞对钠和钾的选择性通透的功能,钙降低时可引起细胞膜不稳定和神经肌肉兴奋性增高。低血镁可使神经肌肉兴奋性增高。因此,各种电解质紊乱都可引发抽搐。同时,糖代谢障碍如低血糖时亦可并发抽搐。

3.脑细胞损害

脑细胞的各种慢性退行性变、坏死,脑组织的炎性细胞浸润和充血,胶质细胞的增生、变性及脑内软化灶的形成,均能影响神经细胞的通透性和正常功能,引发异常放电,出现抽搐。

4.脑部病灶刺激

大脑局灶性病变均可使脑细胞受到刺激,因过度兴奋而发生抽搐。脑肿瘤、血管畸形、血肿等占位性病变引起的抽搐是由于损害神经细胞膜,阻碍邻近组织的血液循环和阻断抑制系统的通路所致。颅脑外伤及某些颅内炎症、寄生虫病、血管疾病后遗的癫痫,均可能是由瘢痕刺激引起。与瘢痕组织内神经元稀疏、树突状变形、钾离子流失、神经元自发性的长期电位波动有关。

5.遗传素质

原发性癫痫患者并无上述病理变化和代谢异常,但其子女癫痫发病率远远高于一般人,说明癫痫与遗传有关。具遗传素质的患者,由于体内外因素的影响,出现一过性或周期性的癫痫阈降低,较易产生痫性抽搐。癫痫的遗传因素可能属于不规则的常染色体显性遗传类型。

6.精神因素

精神创伤可以刺激大脑皮质,使其出现一过性功能紊乱,失去对皮质下中枢的调节与抑制作用,产生抽搐,如癔症性抽搐。

（二）病因

抽搐的病因很多,根据其性质和发病原因分成原发性和继发性抽搐。

1.原发性抽搐

未找到病因,也未发现明显的病理改变。

2.继发性抽搐

继发于某一疾病,见于以下情况。

（1）全身性疾病。①血管性疾病:如急性心源性脑缺血综合征、高血压血管痉挛等。②代谢性疾病:如糖尿病昏迷、尿毒症、肝性脑病、低血糖、维生素 B_6 缺乏症等。③缺氧:如窒息、一氧化碳中毒。④感染:如中毒性菌痢、脓毒败血症、中毒性肺炎等引起的急性中毒性脑病。⑤中毒:如食物中毒(白果、毒蕈)、药物中毒(阿托品、异烟肼等)、农药中毒(有机磷、有机氯)、金属中毒(铅、汞、砷)等。⑥其他疾病:如狂犬病、结缔组织疾病(结节性多动脉炎、系统性红斑性狼疮)、过敏性疾病(如青霉素过敏)、中暑等。

（2）颅内疾病。①脑血管病:如脑血管畸形、蛛网膜下腔出血、脑栓塞、脑出血等。②颅内感染:包括各种病毒、细菌和其他微生物引起的脑炎、脑膜炎、脑脓肿等。③颅内肿瘤:多见于良性肿瘤,如脑膜瘤。④颅脑外伤。⑤脑寄生虫病:如脑血吸虫病、脑囊虫病、脑棘球蚴病、脑型疟疾等。⑥其他疾病:如结节性硬化、精神发育迟滞、多发性硬化、先天性脑积水、阿尔茨海默病等。

（3）电解质紊乱:低血钙、高血钙、低血钠、高血钠、低血镁等引起的手足抽搐。

（三）临床表现

抽搐引起的全身或局部肌肉不自主的阵发性收缩,可以出现在面部或肢体对称的部位。发作时一组肌肉或多组肌肉同时收缩,频度不等,无节律性,振幅较大,且不局限,常从一处向他处蔓延,如面部向颈部、四肢或躯干蔓延。抽搐在睡眠时消失。发作形式可呈强直性肌肉持续收缩,阵挛性肌肉断续收缩,或持续强直性和阵挛性的混合性肌肉收缩。部分患者的发作可受体内外因素,如眨眼、耸肩、转颈等动作的影响。头颈部抽搐表现为头扭转、倾斜、前屈后仰。躯干肌抽搐时躯干抽动或摇动。四肢抽搐时,可有耸肩、上肢或下肢抽动等,有时伴有躯体不适感及其他异常感觉。检查可无明显异常。

抽搐与痉挛、惊厥、癫痫的关系密切,含义也相近,但概念略有不同。抽搐是强烈的骨骼肌痉挛,一般多无意识障碍;痉挛是骨骼肌或平滑肌不自主收缩;惊厥则为伴有意识丧失的抽搐。局限性、运动性癫痫属于抽搐；癫痫大发作既属于全身强直——阵挛性抽搐，也属于惊厥。但失神性小发作、精神运动性发作，如特殊感觉性发作、内脏感觉性发作等，因无抽搐表现故不属于抽搐与惊厥的范畴。

(四)诊断

详细询问病史，根据典型的临床表现即可做出诊断。询问病史时必须详细了解抽搐的全部过程。由于部分患者可能有意识障碍，常需目击者或家属加以补充。应该了解的内容主要有以下几个方面。

1.抽搐的全过程

是否为全身同时抽搐，从身体的何处开始。发作时身体伸直还是屈曲，有无阵挛，发作持续的时间，发作后能否回忆发作全过程等。

2.有无先兆

如发作前有无感到身体某处麻木，或眼前闪光、视物变形、嗅到怪异气味、语言不利等。

3.发作伴发症状

发作时有无意识障碍、尖叫、发绀、口吐白沫、大小便失禁、咬伤、摔伤，是否伴有内科疾病的临床表现。

4.发作后症状

如昏睡、疼痛、精神异常、肢体瘫痪等。

5.发病前病史

发作前有无精神刺激史、颅脑外伤史、发热惊厥史、脑炎或脑膜炎、肝肾疾病、代谢或内分泌疾病史、高血压、寄生虫病史等。

(五)鉴别诊断

主要对病因进行鉴别。

原发性抽搐指一些原因尚未查明的抽搐，继发性癫痫常见于下列疾病。

1.代谢性疾病

(1)糖代谢障碍。①糖尿病昏迷：因大量失水，血糖过高时细胞外液呈高渗状态，引起脑细胞内严重脱水，导致局限性抽搐或癫痫大发作。酮症酸中毒时的酸性代谢产物和电解质紊乱也可影响中枢神经系统，导致癫痫发作。血糖、尿糖及尿酮的检测有助于诊断。②低血糖：当血糖降至 $2.81\sim3.35$ mmol/L（$50\sim60$ mg/100 mL），少数患者降至 2.25 mmol/L（40 mg/100 mL）以下时，中枢神经系统因缺乏能量来源发生功能障碍,导致抽搐。常发生在清晨、延迟进食、夜间等空腹或疲劳后。发作前常有饥饿、无力、出汗、面色苍白、心动过速、意识蒙胧等前驱症状。轻者仅有肌肉跳动、肌阵挛,重者呈癫痫大发作或局限性发作。血糖检测有助于诊断,注射葡萄糖可中止抽搐发作。

(2)肝性脑病:肝硬化末期肝昏迷时可出现癫痫大发作,患者深度昏迷,瞳孔散大,肌张力减低,各种反射消失。肝硬化患者有明显肝功能失代偿表现,呼吸有肝臭味,肝功能化验示肝功能损害,清蛋白/球蛋白倒置,血氨增多。

(3)维生素 D 缺乏症:该病引起的手足搐搦症是婴儿时期非发热性惊厥的原因之一。有3种发作形式。①手足搐搦:多见于 6 个月以上的婴儿和儿童。②癫痫样抽搐:多见于婴儿时期。其特点是患儿在没有发热的情况下突然发生全身性抽搐,类似癫痫大发作,每次持续时间短,多为数秒至数分钟,可反复发作,间歇期基本正常。③喉痉挛和支气管痉挛:患者大多有佝偻病体征和典型 X 线征、血钙低、碱性磷酸酶增高、心电图 QT 延长等改变。

(4)手术损伤甲状腺或切除甲状旁腺:甲状腺或甲状旁腺手术后 1～4 天可发生手足抽搐,也偶有手术后数年至十多年后癫痫发作。特发性甲状旁腺功能减退症引起的手足搐搦大多在出生 2 年后发病,约 70% 患者伴有癫痫大发作。血钙、血磷测定有助于诊断。

(5)低血钠、高血钠、低血镁:低血钠、高血钠、低血镁所致的抽搐多见于儿童,呈阵发性全身性发作。低血镁还伴有手足搐搦。有电解质紊乱的病史,相应的临床表现及生化检查可资诊断。

(6)苯丙酮酸尿症:患者精神发育幼稚,头发呈棕黄色,皮肤色白细腻。有 25%～13% 的患者有抽搐反复发作,多为全身性,药物不易控制。脑电图呈高波幅棘慢综合波和高度失律等异常表现。

(7)维生素 B_6 代谢障碍。①维生素 B_6 缺乏症:多见于 2～4 个月的婴儿,发病可能与维生素 B_6 缺乏引起酪氨酸代谢障碍有关。发作表现与癫痫相似,抽搐呈全身性,1 天数次。患儿烦躁不安,敏感性增高,各种刺激可诱发惊跳和失眠。部分患儿智力减退,抗癫痫药物治疗无效,静脉注射维生素 B_6 25～100 mg 后数分钟可控制发作。②维生素 B_6 依赖症:多见于婴儿,是一种与遗传有关的先天性代谢疾病,亦有人认为在母体怀孕早期,因妊娠呕吐应用大量的维生素 B_6,致使新生儿发病。大多数在出生后数小时至 1 周内发生全身性抽搐,伴应激性增强、听觉过敏、荨麻疹、哮喘、贫血、精神发育幼稚症和精神异常。

(8)碱中毒:碱中毒时体液呈碱性状态,钙离子减少,引起低血钙,神经肌肉兴奋性增高,全身肌肉抽搐。碱中毒患者有头昏、耳鸣、呼吸减慢或暂停、胸闷、兴奋、躁动、手足麻木等。血气分析、血电解质和二氧化碳结合力检查有助于诊断。癔症患者由于过度换气引起呼吸性碱中毒时也可出现手足搐搦。

(9)尿毒症:见"肾性抽搐"。

2.全身感染性疾病

(1)急性中毒性脑病:见于急性传染病,如肺炎、败血症等,儿童常见。患者出现高热、头痛、呕吐、昏迷和大脑损害体征。抽搐是常见的症状之一,多为全身性强直性抽搐,也可为一侧性抽搐。诊断依据是抽搐和脑部症状与急性全身感染性疾病同时存在,而且先有全身感染性疾病,以后出现抽搐。

(2)高热惊厥(热性惊厥)见于 6 个月至 5～6 岁的婴幼儿,因颅脑以外的感染高热后发生惊厥,神经系统检查无异常。

3.颅内病变

(1)颅内感染:除有各种形式的抽搐外,常有发热、头痛、呕吐、嗜睡、谵妄、昏迷、颈项强直等神经系统表现及脑脊液异常改变。

(2)颅内肿瘤:病程较长,渐进性加重,有颅内压增高和局灶性脑损害征象,无感染、中毒及寄生虫病史。

(3)外伤性癫痫:可根据颅脑外伤和癫痫发作史,脑电图显示局灶性改变,影像学检查有颅脑损伤的表现即可诊断。

(4)脑寄生虫病:脑囊虫病、脑血吸虫病、脑型肺吸虫病患者可有各种形式的抽搐或癫痫发作。一般根据感染寄生虫病史,伴有颅内压增高症状及局灶性脑损害征象及血和脑脊液嗜酸性粒细胞增高、大便找到虫卵或有内脏寄生虫病存在的证据等可明确诊断。

4.脑血管疾病

(1)脑卒中:脑血栓形成、脑栓塞、脑出血、蛛网膜下腔出血等脑血管疾病都可以引起抽搐。其中以颅内动脉瘤、脑血管畸形等引起的蛛网膜下腔出血尤易发生抽搐或癫痫。根据突然发病,具有相应的症状、体征及脑脊液变化,伴高血压动脉硬化和头痛或头昏等症状可与其他疾病相鉴别。

(2)Sturge-Weber 综合征(脑-面血管瘤病,脑三叉神经血管瘤病):多在青少年时期发病,为一特殊类型的脑血管畸形。根据该病有抽搐发作,伴颜面血管瘤,对侧肢体痉挛性偏瘫及萎缩,智力障碍,眼球突出,头颅平片有异常钙化影,可与其他疾病相鉴别。

(3)脑底异常血管网征:大约 1/3 患者有抽搐发作,可发生于疾病的前驱期及脑损害期,也可作为后遗症状出现。发作形式包括大发作、局限性发作、阵发性肌强直性发作及癫痫持续状态等。该病多于儿童和青少年发病,患者多来自钩端螺旋体病流行地区,一侧偏瘫或双侧偏瘫,可有部分患者钩端螺旋体血清性检查阳性,脑血管造影呈脑动脉阻塞性改变,脑底部烟雾状异常血管网和广泛的侧支循环形成。

5.脑部先天性异常、变性及脱髓鞘等疾病

(1)先天性脑发育不全、脑畸形及小头畸形:常起始于婴儿期,癫痫出现较早,多为大发作,伴有不同程度的智力障碍及头颅异常。

(2)先天性脑积水:癫痫是常见症状之一,出现于疾病的活跃期及后期,患儿头颅很大,增长速度快,前囟饱满,颅骨缝分离,头皮静脉扩张,眼球常向下转,上部巩膜外露,智力减退。

(3)结节性硬化症:该病以癫痫发作、面部皮脂腺瘤及智能减退为特征。绝大多数有癫痫发作,少数患者癫痫发作是疾病的唯一表现。癫痫多在 3 岁内首次发作,初期表现为婴儿痉挛,以后为大发作、局限性发作及癫痫持续状态。可伴智力减退,智力正常者癫痫发作率也达 70%。

(4)各类脂质沉积症:如大脑黄斑变性,多见于青少年,疾病早期癫痫反复发作是突出的症状,发作呈全身性或局限性,一般强直性多于阵挛性,婴儿型在外界响声刺激时可出现两上肢伸直、下肢屈曲或伸直的肌阵挛性反应,有时发生全身性抽搐。患者还有进行性智力减退、瘫痪、失明、视神经萎缩和黄斑区樱桃红斑点等特点。

(5)脱髓鞘疾病:如希尔德病患者多为幼儿及儿童,常先有视力的减退、智能减退和痉挛性瘫痪。视周减退属皮质盲,故虽失明但对光的反射依然存在。癫痫发作有时是首发症状,呈全身性发作或局限性发作。

6.癔症性抽搐

根据病前常有情感因素,发作时无意识丧失,对外界刺激具有反应,发作带表演性,四肢抽搐不规则,无舌咬伤和口吐白沫,被检查时常两眼紧闭等表现即可诊断。

(六)治疗

(1)针对病因进行治疗。

(2)防治抽搐可使用如长效、短效的巴比妥类药物、苯妥英钠、安定、丙戊酸钠等。

二、肾性抽搐

各种肾病的后期常常出现抽搐,即肾性抽搐。随着血液透析及肾移植的开展,抽搐的发生率明显增高。

(一)病因机制

高血压或动脉硬化,高血压脑病,各种原因导致的急、慢性肾衰竭,血液透析、肾移植等引发的代谢产物的积蓄,脑部的病损,水、电解质平衡失调,脑神经递质间的失衡等都可导致肾性抽搐发作。常见的病因如下。

1.肾衰竭

肾性脑病抽搐的病理基础较复杂,尚未阐明。已知有以下几个方面。

(1)与蛋白质分解产物如尿素、尿酸、肌酐、马尿酸、吲哚酸及三羧酸循环中的有机酸积聚有关,其中尿素的作用尤为突出。

(2)患者血中含芳香基的不饱和酚酸增多,动物实验表明醌酚酸能抑制体内多巴脱羧酶、谷氨酸丙酮酸转换酶、谷氨酰草酰乙酸转换酶、谷氨酸脱羧酶、5-核苷酸酶和乳酸脱氢酶等体内多种酶的活性,从而抑制细胞呼吸和糖的无氧酵解。谷氨酸脱羧酶缺乏,使谷氨酸转化成抑制性介质 γ-氨基丁酸减少,可使神经兴奋性增高。

(3)尿毒症时细胞内钾流出减少,钠排出增加,即细胞内高钾,细胞外高钠。这种阳离子的极性分布依靠神经元膜上 Na^+-K^+-ATP 酶消耗储存于 ATP 的能量来维持。同时,糖酵解和高能磷酸键受阻,能量供应受限,因而神经元的兴奋性增高。神经元的兴奋性增高和细胞膜内外离子的极性分布的异常都可导致抽搐的发作。

(4)Raskin 提出尿毒症患者体内有与丙磺酸相似的有机酸,它可阻断神经传递物质高香草酸、5-羟基吲哚乙酸和香草扁桃酸的转换。正常情况下丙磺酸和其硫酸物是脂溶性的,和血浆蛋白牢固结合不能透过血-脑屏障。尿毒症使被破坏,这些物质可进入脑组织。此外,脑脊液和体液内的水和电解质骤然饱和、水中毒、低血钠、高血压、感染或治疗不当均参与了肾性脑病的发生,促进了抽搐的发生。

2.医源性症状

血液透析常致神经系统并发症而引发抽搐,常见情况如下所述。

(1)代谢性脑病:尿素是一种小的无电荷的分子,像水分一样以一种稳定状态分布于体内。在肾衰竭(尿毒症)时,增高的尿素按一定的比例分布在脑、血液、肌肉和其他组织内。透析应用的低渗溶液可引起尿毒症患者血尿素氮迅速降低,血浆渗透压也相应迅速降低。但尿素受血-脑屏障的影响,只能缓慢地弥散出脑,脑脊液内尿素的浓度较高,渗透压也增高。血液和脑脊液间的渗透压差促使水分进入脑内,而致脑水肿、颅内压增高、脑干受压。水进入脑组织,发生"水中毒"。严重者可昏迷,因脑疝而死亡。颅内压增高,眼内压继之增高。由于脑水肿、颅内压增高,神经肌肉的应激性也增高,发生谵语、谵妄和抽搐。再者,酸中毒时透析使二氧化碳通过透析膜迅速排出,重碳酸离子却不能排出。血清 pH 的急性纠正,造成脑脊液和血液之间 pH 差增大,脑内出现明显的酸中毒,加重了抽搐等神经症状。虽然透析可使血清化学成分恢复正常或接近正常,但中枢神经系统难以耐受透析引发的血清电解质改变,病情反趋加重,出现代谢性脑病。症状一般在透析后 2~3 天改善。这种延缓的改善,推测与尿素、重碳酸离子及其他离子经过血-脑屏障逐渐调整有关。

(2)透析脑病:它是慢性透析患者死亡的主要原因,Alfrey 于 1972 年首次报道了这一特殊临床综合征。因是慢性血液透析过程中出现的一种进行性的、不易逆转的脑病,临床上又有痴呆表现,为此又称为透析痴呆或进行性脑病,现通称为透析脑病。其病因和发病机制说法不一,可归纳为以下几点。①金属物质积聚中毒引起的脑病:透析脑病有明显的地域分布性,在某些透析中心发生率极高,推测与环境因素,特别是与微量元素有关。这些患者的透析液中加入氢氧化铝或透析于铝含量很高的地方。微量金属分析表明脑灰质铝含量显著增高,故认为该综合征的病因是铝中毒。微量金属的分析还显示锡、钙、铜、铅增加而铷减少,因此有的学者认为本病为铅、锡等中毒。但死于该综合征的患者脑内锡含量并非都增高,而一些死于其他原因的透析患者脑内锡含量与本综合征患者相等或更高。有的患者合并严重的骨软化和以血清碱性磷酸酶减低为特征的肾性骨营养不良。目前已公认透析脑病为铝中毒所致,其一是近年来常静脉给予铝-磷结合凝胶以控制血液透析患者血清磷的水平,其中铝浓度比自来水铝含量高 15 倍。发生透析脑病的患者一般常规应用铝-磷结合凝胶 2 年以上,大多数患者超过 3 年。其二,分别测定肌肉、骨骼和脑的铝含量发现,死于透析脑病者是 0.025‰,死于其他原因者为 0.006 5‰,对照者是 0.002 2‰。此结果表明,透析并发脑病综合征死亡的患者中,脑灰质铝含量远远高于死于其他原因者和对照者。透析脑病是脑灰质受损的疾病,脑灰质铝堆积增多也提示本病可能为铝中毒。再者,已确认高浓度的铝能使神经系统中毒,动物实验直接将氢氧化铝用于脑组织可诱致癫痫源性抽搐,慢性蛛网膜下腔注入铝盐也可引起一种进行性脑病。

②慢病毒感染:透析脑病与慢病毒感染的 Creutzfeld-Jacob 病在临床上有相似之处,如痴呆、肌痉挛等,病理检查两者的神经组织皆有海绵状改变,因此,曾认为透析脑病的病因是慢病毒感染。但大多数患者脑组织病理改变不一致,且从死于透析脑病患者脑中仅分离出泡沫病毒,故认为缺乏伴发慢病毒感染的充分依据。③药物影响:如催眠药物的影响。④正常颅压脑积水:用放射碘标记的清蛋白测定,有的患者脑池造影异常,因而有人提出本病是因脑脊液动力学紊乱所致,与正常颅压脑积水相似。但尸检并未显示脑积水,脑 CT 所见为皮质萎缩而不是脑内积水。⑤代谢性脑病:据研究,透析脑病患者无代谢性脑病的化学改变。

(3)肾移植:肾移植后发生抽搐的病因有以下几点。①排异现象:肾移植时电解质的突然转变可触发频繁的抽搐,一般在 1~3 天后消失,很少需要进一步治疗。②脑内和脑外出血:采用治疗措施以急速抑制肾移植患者的排异反应时,患者的造血系统可受抑制,血小板减少,导致脑内和脑外出血。③神经系统感染:肾移植患者接受大剂量肾上腺皮质激素时,全身的抗体反应被抑制,抗感染药物作用也被抑制,促使患者原已静止的感染再激化或发生少见的感染,如隐球菌性脑膜炎病毒感染、弓形虫病、细菌感染等。已知弓形虫病引起的脑病综合征或脑膜炎中,多数为肾移植患者。

(4)维生素 B_1 缺乏性脑病:血液透析患者患尿毒症、慢性感染、血液透析、免疫抑制治疗,或肾移植和营养缺乏,常伴有维生素 B_1 缺乏。维生素 B_1 是水溶性维生素,易通过透析液,透析易致水溶性维生素消耗引起维生素 B_1 缺乏。同时,维生素 B_1 与蛋白质结合及在组织代谢的个体差异也可促使维生素 B_1 缺乏性脑病。

(5)脑肿瘤:脑肿瘤发生在肾移植后 15~46 个月。肾移植后发生淋巴瘤的危险为常人的35倍,也有报道称大于相似年龄常人的 350 倍,几乎均为网状细胞肉瘤。有人检查 5 000 例的肾移植者,25 例发生淋巴瘤,其中 14 例侵犯中枢神经系统。此外,移植后曾发生恶性上皮癌转移到中枢神经系统,有的来源不明,有的来自肺部或移植肾的肾盂内。

3.脑症状

肾脏疾病既可产生脑水肿和脑实质小出血,又可并发高血压或动脉硬化,引起脑供血不足、脑软化或脑出血,出现偏瘫、失语、抽搐等症状。

4.高血压脑病

肾脏损害尤其是肾炎患者,在血压急剧上升时发生急性脑病,临床出现剧烈的头痛、呕吐、全身抽搐、意识障碍等症状。儿童神经系统发育尚未完善,血压骤然升高,可引发脑部多发小血栓性脑水肿,导致神经元生物放电异常,出现全身性或局限性抽搐。

(二)临床表现

急性肾衰竭时,一般在肾衰竭的第8～11天出现抽搐。慢性肾衰竭晚期,尿素氮水平在200～400 mg/L时,可致全身性抽搐。抽搐发作前常有运动不稳、肌肉束颤或阵挛。某些急性患者有强直性痉挛、猝倒样发作,有人认为这些症状属于颞叶癫痫综合征。此外,无严重肾衰竭者也可因恶性高血压而引发抽搐。

不同肾脏病变产生抽搐的原因、病理基础不同。抽搐的表现各异。

1.肾性脑病

肾性脑病一般发生在慢性肾衰竭晚期和深昏迷前,通常并无局灶性特征。抽搐发作前常有运动不稳、肢体轻微抖动,渐波及指(趾)端,偶尔有头部不自主的抖动,肌纤维震颤或其他不随意运动。以后出现扑翼样震颤,部分患者出现各种类型的癫痫,包括局灶性癫痫、癫痫小发作等。使用抗癫痫药物治疗可控制发作。Ⅱ型的肾性脑病患者头面部、躯干和四肢等肌群常见骤然发生的、为时短暂的、不规则且不对称的肌肉抽搐。体格检查可见共济失调。无论是局灶性或全身性痉挛,体格检查可见共济失调,常常伴有腱反射的亢进、肌强直及提腿试验阳性、病理反射阳性等中枢神经系统障碍和颅压增高等表现。脑电图改变为非特异性的弥漫性慢波和自发性高幅棘波。脑波基本节律的变化常反映昏迷程度的深浅,有助于治疗及判断预后。脑脊液检查细胞数可增高至600/mm³,蛋白质可达1.75 g/L(175 mg/dL)。该变化需与中枢神经系统感染、慢性硬脑膜血肿、颅内占位相鉴别。可通过脑脊液涂片、培养或CT、MRI明确诊断。尿毒症患者在大量注射大脑皮质刺激剂如青霉素后,可因血和脑脊液中青霉素的浓度达正常时的10～20倍而引发抽搐、痉挛,经透析后症状可缓解。

2.血液透析神经系统并发症

(1)透析脑病:症状可发生于间歇性血液透析维持14个月以后,最长可达7年之久。发生症状至死亡3～15个月。外科手术的创伤、感染和高血钙等可促使疾病发作。大多为亚急性起病,进行性发展。其特征性症状为痴呆(不同程度的智力障碍,如生活不能自理)、言语障碍(构音障碍及失语,有的患者试图言语时可导致面部及咽部的肌阵挛)、抽搐(肌阵挛性抽搐、局灶性抽搐等)及行为错乱。病初有轻度言语困难,为间歇性吐词不清、口吃、迟缓,有时为言语中止,也可有轻微的人格改变及痴呆的早期改变,如意识模糊、记忆力减退、定向障等。疾病早期,症状发生于每次透析近于中止或透析结束后数分钟之内,经 4～12 小时自行消失。反复发作后,转为持续性,不再受透析的影响。患者尚有扑翼样震颤、缄默、命名不能和失写。有的患者伴以易疲劳现象为特征的小脑共济失调,即当用力数分钟后,精细的肢体活动、笔迹和言语等完全紊乱,休息后才能恢复,重症肌无力试验阴性。实验室检查无代谢性脑病的化验改变。脑电图在临床表现出现前 4～8 个月已有变化,多呈典型的周期性发放的多灶性棘波和活跃的高尖波,周期之间仍有正常的脑电节律。CT 见轻度脑萎缩。随着促发因素的纠正,除脑电图外,临床症状可能完全消失,6～12 个月后症状又可复发,并持续至患者死亡。

(2)代谢性脑病:血液透析过程中和透析后常产生一系列的神经系统症状。

代谢性脑病可发生于任何年龄,儿童多见,占透析患者的 8%。常在透析过程近中止时,或在透析后 8～24 小时内发生。一般持续数小时,重者持续数天自行消退。在尿毒症发生抽搐的患者中,约 11% 与透析有关。重型患者常有头痛、恶心呕吐、肌肉抽搐或颤动、扑翼样震颤、嗜睡、谵妄甚至昏迷。抽搐常先于昏迷出现。抽搐多为癫痫大发作,也可为小发作,如为局限性发作,可能为已存在的神经系统局灶性病变所致。一些酸中毒、血尿素氮过高或透析前即有脑病的患者,在透析过程中及透析后也易并发抽搐。严重患者还可出现突眼和眼压增高、颅内压增高、脑水肿等。脑脊液压力往往增高,脑电图在透析进行 3 小时以后或透析后不久发生变化,节律几乎完全丧失,呈阵发性高的状态。随着透析设备和技术的改善,代谢性脑病已较前少见。

(3)维生素 B_1 缺乏性脑病:除原发肾脏疾病表现外,维生素 B_1 缺乏性脑病尚有双侧眼肌麻痹、共济失调和精神错乱三大症状。

(4)脑肿瘤:由肿瘤引起的综合征有颅内压增高的症状与体征。抽搐是肿瘤罕见的体征,患者大多死于诊断后的几周到数月。而网状细胞肉瘤对放射治疗反应良好,可存活数年。

3.肾移植

肾移植脑病主要包括谵妄、迟钝、昏迷和抽搐,脑脊液正常或轻度异常。脑膜炎表现为头痛、颈强、局限或全身性抽搐,出现癫痫持续状态和昏迷,白细胞计数增高。由单个或多处的脑部病变引起的局灶性脑部损害约占 50%。肾移植时常见的中枢神经系统病毒感染为疱疹病毒感染,包括单纯疱疹病毒(HSV)、水痘-带状疱疹病毒和巨细胞病毒感染,其中巨细胞病毒感染较常见。HSV 通常分2 型,即 HSV-1 和 HSV-2。前者引起成人的脑炎、唇疱疹,后者引起新生儿脑炎、成人非化脓性脑膜炎和疱疹性生殖器炎。已发现肾移植后可有 HSV-2 脑膜炎,引起脑内出血、弥漫性脉管炎及多发性动脉瘤扩张,脑活检标本发现 HSV-2型。

(三)治疗要领

1.治疗

同抽搐的治疗。

2.对症处理

(1)肾性脑病:①早期充分透析,血液透析与腹膜透析并用。测定脑电图慢波所占的比例,可作为透析充分与否的指征。②血液透析时应缓慢进行,以便脑和细胞外液的渗透压差降到最低程度。③在透析过程中应用高渗果糖(左旋糖)、甘露醇、甘油或清蛋白,以预防该病逆转。④避免细胞外尿素迅速减低,可加用等渗或接近等渗的尿素入透析液中,使透析时血中的尿素浓度仍较高,但临床症状及其他化学改变得到纠正,以后的透析再逐渐降低血尿素氮。⑤除使用脑保护剂外,根据病因进行相应的处理。

(2)代谢性脑病:①采用诱导透析血浆滤过法控制超滤。②在透析液中加入葡萄糖、清蛋白、甘油和果糖等渗透性活性物质,使脑和细胞外液间的渗透压差降到最低程度。③采用碳酸氢钠透析液代替醋酸盐。

(3)透析脑病:①肾移植。②控制血浆中磷含量的同时,应用最低含量的镁进行透析。③若有抽搐,立即停止透析,迅速控制发作。严重抽搐、痉挛者,注射地西泮、苯巴比妥、苯妥英钠等药物。

(4)维生素 B_1 缺乏性脑病:予以补充足够量的 B 族维生素。

(5)病毒感染:使用抗病毒的化学制剂。

第十一节 肾 绞 痛

一、概述

肾绞痛是肾区或肋腹部突然发作的间歇性或持续性、阵发性加剧的剧烈绞痛和放射痛(向下腹、外阴及大腿内侧等部位放射)。典型肾绞痛时患者辗转不安,面色苍白伴恶心呕吐,大汗淋漓,继之伴肉眼或镜下血尿。绞痛以病侧肾为主,少数可呈双侧性(肾-肾反射)。一旦病因解除,疼痛突然缓解。

二、病因

(一)尿路结石

结石在肾盏、肾盂、输尿管内移动而引起收缩、痉挛、急性梗阻或通过反射性健侧疼痛。常有活动－疼痛－血尿的规律。

(二)血凝块或坏死组织块

肾肿瘤、结核、肾乳头坏死脱落的组织、肾活检后血块或输尿管息肉引起阻塞,造成剧烈蠕动、痉挛而产生疼痛。

(三)梗死

肾动脉、肾静脉或其主分支发生梗死或血栓形成,如肾病综合征高凝,栓子脱落,使肾急性血流循环障碍引起肾绞痛,往往是突然发生而又持续性疼痛。

(四)游走肾和肾下垂

当位置移动时使肾蒂或输尿管扭曲,导致急性血循环障碍或肾盂积水,亦可引起绞痛。

(五)膀胱-输尿管反流

在排尿时可发生短暂的疼痛。

三、诊断

典型的绞痛不难诊断,不典型者需与下列疾病区别。

(一)是肾绞痛还是其他腹部外科疾病

如腹绞痛、肠绞痛、急性胰腺炎、胃肠穿孔、异位阑尾炎、肠梗阻、卵巢囊肿扭转、嵌顿疝、腹型紫癜、腹型癫痫、卟啉病、铝中毒、糖尿病酮症酸中毒、遗传性血管神经水肿、宫外孕等。

(二)寻找肾绞痛的病因

一旦病因解除疼痛即缓解,一般结石往往先绞痛后血尿,肾肿瘤为先血尿后绞痛,X线、B超、全身体检可帮助寻找病因。

第十二节 肾区肿块

正常的肾脏不能触及,仅瘦弱的人可触及右下极。

一、肾区肿块的特点

肾区肿块位置较深,位于后腹膜,可用双合诊进行触诊,即一手放在背后托起,另一手由浅入深、由下及上进行触诊,其上方有肠管覆盖,叩诊呈鼓音。与季肋之间没有延续性。大的肿块可使腰的曲线消失,肋脊角饱满。肾脏肿块很少超过中线。需与腹腔肿块相鉴别(见表1-1)。

表1-1 肾区肿块与腹腔肿块鉴别

鉴别要点	肾区肿块	腹腔肿块
位置	深	浅表
双合诊	阳性	阴性
叩诊	鼓音	实音
腰曲线	消失	存在
肋脊角区	饱满	存在
与季肋关系	不延续	延续
与呼吸运动的关系	随呼吸而移动	不随呼吸移动
与正中线关系	很少超过中线	可以超过中线

二、引起肾区肿块的原因

(一)肾脏代偿性增大

一侧肾有缺损(如孤立肾)或有功能丧失、发育不全,对侧肾代偿性增大,肾体积增大,但无症状,无触痛。

(二)肾脏先天性异常

(1)铁蹄形肾与异位肾:可在中下腹部触到肿块。

(2)多囊肾:常是双侧增大,无波动感。

(3)肾下垂:肿块移动度大,直立位、坐位或侧卧位时易触及。在X线片读片时要注意与异位肾区别:肾下垂时输尿管多屈曲,异位肾时输尿管不屈曲。在摄立卧位对比片时,肾下垂常要移动一个椎体以上,而异位肾活动度则比较小。

（三）肾脏疾病

1.肾积脓和肾脓肿

患侧有明显腰痛及压痛。肾结石、肾结核亦常使肾体积增大。

2.肾积水和囊肿

肿块质软,有囊性感。

3.肾脏与肾上腺肿瘤

恶性肿瘤质硬,如肾癌、肾盂癌及幼儿肾母细胞瘤等瘤体可以很大,有学者曾切除1例肾母细胞瘤,瘤重占患儿体重的1/4。

（四）肾周围疾病

（1）肾周围炎、肾周围血肿,肾区饱满,局部有压痛。

（2）肾周围组织肿瘤,如神经母细胞瘤、肾脂肪肉瘤等。

第二章

血液净化技术

第一节　腹　膜　透　析

一、定义及概述

腹膜透析、血液透析和肾脏移植是目前治疗肾功能不全的主要有效方法。腹膜透析与血液透析相比各具优势。持续不卧床腹膜透析(continuous ambulatory peritoneal dialysis,CAPD)具有设备简单、操作易行,对中分子物质清除更为有效及对残余肾功能保护较好等特点。腹膜透析特别适合儿童、老年人和存在血液透析禁忌等人群,是特别符合我国国情需要的一种有效肾脏替代治疗手段,具有良好发展前景。

二、适应证和禁忌证

(一)适应证

1.急性肾损伤或急性肾损伤

如何选择腹膜透析的时机、方式及透析剂量,应根据患者的临床状态与生化指标综合考虑。

2.终末期肾脏病

(1)各种病因所致的终末期肾脏病。

(2)肌酐清除率或估算的肾小球滤过率低于 15 mL/min;糖尿病患者肌酐清除率或肾小球滤过率不低于 15 mL/min。

(3)尿毒症症状明显者,即使没有达到上述数值,也可考虑开始进行腹膜透析治疗。

(4)如出现药物难以纠正的急性左心衰竭、代谢性酸中毒或严重电解质紊乱,应提早开始透析。

3.急性药物与毒物中毒

覆膜透析适于腹膜能够清除的药物和毒物,或尽管毒理作用不明,而临床需要的各种中毒患者均可选择腹膜透析。尤其对口服中毒、消化道药物或毒物浓度高,或存在肝肠循环的药物或毒物,或不能耐受体外循环的重症中毒患者,腹膜透析有其独特的治疗优势。

4.水、电解质和酸碱平衡失调

对内科无法纠正的水、电解质和酸碱平衡失调时,可选择腹膜透析。

5.其他

内科或药物治疗难以纠正的下列情况。

(1)充血性心力衰竭。

(2)急性重症胰腺炎。

(3)严重高胆红素血症。

(4)高尿酸血症等。

(二)禁忌证

1.绝对禁忌证

(1)腹膜广泛粘连或纤维化。

(2)腹部或腹膜后手术导致严重腹膜缺损。

(3)外科无法修补的疝。

2.相对禁忌证

(1)腹部手术 3 天内,腹腔置有外科引流管。

(2)腹腔有局限性炎性病灶。

(3)肠梗阻。

(4)腹部疝未修补。

(5)严重炎症性或缺血性肠病。

(6)晚期妊娠、腹内巨大肿瘤及巨大多囊肾。

(7)严重肺功能不全。

(8)严重腹部皮肤感染。

(9)长期蛋白质及热量摄入不足所致严重营养不良者。

(10)严重高分解代谢者。

(11)硬化性腹膜炎。

(12)不合作或精神病患者。

(13)过度肥胖。

三、腹膜透析导管选择、置入及维护

(一)腹膜透析导管主要类型及选择

1.慢性腹膜透析导管

以导管外固定 2 个或以上涤纶套为标志。标准 Tenckhoff 导管含有两个涤纶套,将导管分为腹腔段、皮下隧道段和皮外段 3 部分。根据导管腹腔段末端的形状不同,可分为直管和卷曲管两种类型。

鹅颈管特征是两个涤纶套之间有一定型的弯曲,使导管出口处向下。部分学者认为可降低隧道口感染及漂管。也有研究提示鹅颈管与 Tenckhoff 管的 2 年保存率、腹膜炎和出口感染率无差异。腹膜透析导管的选择主要取决于患者的实际情况与置管医师的技术及经验。

2.急性腹膜透析导管

主要指单涤纶套腹膜透析导管。

(二)腹膜透析导管的置入

常用腹膜透析导管置入方式分为 3 种,即手术法、穿刺法和腹腔镜法。其中最常用手术法置管。

1.术前准备

(1)患者评估:了解患者有无腹膜透析禁忌证。

(2)凝血功能检查:检查血常规、凝血全套。如患者接受常规血液透析治疗,应在血液透析第 2 天后进行手术。

(3)常规备皮。

(4)肠道准备:患者应自行大便或灌肠,排空膀胱。

(5)术前用药:一般无须常规预防性使用抗生素。如有必要,可在术前当天和术后 12 小时各使用 1 次抗生素。如临床患者情况需要,可术前 30 分钟肌内注射苯巴比妥 0.1 g。

(6)定位:在腹膜透析导管置入前应先行正确定位。其目的是将腹膜透析导管末端置于腹腔最低处,建立通畅的腹膜透析通路。

大多数学者认为,腹膜透析导管置入点应以耻骨联合上缘为起点,根据不同的导管类型垂直向上9～13 cm比较适宜;标准直管为 9～10 cm,卷曲管为 11～13 cm(图 2-1)。

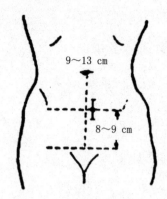

图 2-1　腹膜透析导管置入点定位

　　确定导管置入点位置时应综合考虑患者身高、体重、腹水量、术者的习惯,以保证腹膜透析通路顺畅。

　　2.手术法置管操作步骤

　　(1)切开皮肤:仰卧位,常规消毒铺巾,1%利多卡因局麻。以已标记好的置管点为手术切口中点,选择旁正中切口,纵行切开皮肤2~4 cm。

　　(2)切开腹直肌前鞘:分离皮下暴露腹直肌前鞘。切开腹直肌前鞘,钝性分离腹直肌,暴露腹直肌后鞘或腹膜。

　　(3)切开腹膜:提起并切开腹直肌后鞘,暴露腹膜后提起腹膜,其上做一约0.5 cm小切口,提起腹膜,用小圆针、4号线做荷包缝合不结扎,注意不损伤肠管。

　　(4)置管:生理盐水冲洗腹膜透析导管,在导丝引导下将导管缓慢送入膀胱直肠窝或子宫直肠窝,切忌硬性插入导管。在导管送入过程中应询问患者有无便意或肛门坠胀感。经导管灌入1 L腹膜透析液或注入生理盐水100~200 mL,如果引流量超过注入量的1/2或引流呈线状,则可在涤纶套下方收紧腹膜荷包并结扎。证实无液体渗出,可用7号线间断缝合腹直肌前鞘。

　　(5)皮下隧道:确定导管出口点位置。不同类型导管出口处位置不完全相同,直管出口处应位于腹膜切口的上外侧方(45°),鹅颈管出口处则位于腹膜切口下外侧方。导管浅层涤纶套应距皮肤隧道口2~3 cm处,防止涤纶套脱出皮肤。将导管与隧道针相连,将推隧道针从出口处穿出引出导管。

　　(6)缝合皮肤:缝合皮肤之前应首先再次检查导管通畅情况,间断缝合皮下及皮肤,无菌敷料覆盖伤口。

　　3.置管后开始腹膜透析时机

　　(1)置管后应用适量腹膜透析液冲洗腹腔,每次灌入腹膜透析液500 mL直至引流液清亮后肝素封管。

(2)建议在置管 2 周后进行腹膜透析。

(3)若需立即进行透析,建议在卧位或半卧位下或用腹膜透析机进行,每次灌入量 500～1 000 mL,根据患者耐受情况逐步加至 2 000 mL。

(三)皮下隧道和出口处护理

(1)进行出口处护理时应戴帽子和口罩,操作前常规洗手。

(2)定期清洗隧道口,可采用生理盐水清洗隧道口,再用含碘消毒液消毒隧道口皮肤后无菌纱布覆盖。如无感染情况下,每周至少应清洗消毒 1 次。

(3)保持导管出口处干燥。

(4)无论在伤口感染期或愈合期均不应行盆浴和游泳。淋浴时应用肛袋保护出口处,淋浴完毕后出口处应及时清洗消毒。

(四)连接管道及其维护

(1)术后 2 周内应特别注意导管固定,否则可导致出口处损伤和愈合不良。应使用敷料或胶布固定导管,在进行各项操作时注意不要牵扯导管。

(2)外露导管及连接管道之间应紧密连接,避免脱落。

(3)在进行外露导管及连接管道维护时不可接触剪刀等锐利物品。

(4)连接短管使用超过 6 个月必须更换,如有破损或开关失灵时应立即更换。如果患者在家庭透析时发现连接短管或外露短管导管损伤或渗液,应中止灌入透析液,立即到腹膜透析中心就诊处理。

(5)碘伏帽一次性使用,无须使用消毒剂,不可用碘伏直接消毒短管。

四、操作程序

以双连袋可弃式 Y 形管道系统为例。

(一)组成与连接

双连袋可弃式 Y 形管道系统的基本特征为 Y 形管道系统中的 2 个分支分别与新透析液袋和引流袋以无接头形式相连接,Y 形管的主干以接头形式与延伸短管上的接头相连接。目前以双联系统名称在中国市场上推广应用。

(二)换液操作

(1)清洁工作台面,准备所需物品,如夹子、口罩,延伸管接头小帽等,从恒温箱中取出加温 37 ℃腹膜透析液,并检查物品的原装有效期、透析液袋浓度、容量、清澈、有无渗漏等。

（2）将连腹膜透析导管的延伸短管从衣服内移出,确认延伸短管上的滑轮是否关紧。

（3）剪去多余指甲,戴好口罩,常规六步法洗手。

（4）折断Y形管主干末端管道内的易折阀门杆,并移去主干接头上的防护罩,打开延伸短管接头上的小帽,将Y形管主干与延伸短管连接。

（5）关闭与新透析液袋相连的Y形管分支,折断新透析液袋输液管内的易折阀门杆。

（6）打开延伸短管上的滑轮,引流患者腹腔内的液体进入引流袋,引流完毕后关闭延伸短管上的滑轮,打开与新透析液相连的Y形管分支上的管夹,进行灌入前冲洗,冲洗时间为5秒,冲洗液30～50 mL被引入引流液袋。

（7）关闭与引流袋相连的Y形管分支上的管夹,打开延伸短管上的滑轮,使新的透析液灌入患者腹腔,灌入完毕后关紧延伸短管上的滑轮同时夹紧与新透析袋连接的Y形管分支。

（8）Y形管主干末端接头与延伸短管接头分离,将小帽拧在延伸管接头上。

（9）观察引流袋内引流液情况,并称重记录后弃去。

五、腹膜透析液

腹膜透析液是腹膜透析治疗过程中必不可少的组成部分。除了要求与静脉制剂一样,具有无菌、无毒、无致热原,符合人体的生理特点外,而且应与人体有着非常好的生物相容性,长期保持较好的腹膜透析效能,延长慢性肾衰竭腹膜透析患者的生存率。

（一）一般腹膜透析液要求

（1）电解质成分及浓度与正常人血浆相似。

（2）含一定量的缓冲剂,可纠正机体代谢性酸中毒。

（3）腹膜透析液渗透压等于或高于正常人血浆渗透压。

（4）配方易于调整,允许加入适当药物以适用不同患者病情需要。

（5）一般不含钾,用前根据患者血清钾离子水平可添加适量氯化钾。

（6）制作质量要求同静脉输液,无致热原,无内毒素及细菌等。

（二）理想腹膜透析液要求

（1）具有可预测的溶质清除率和超滤率。

（2）可提供患者所缺乏的溶质并能清除毒素。

（3）可提供部分营养物质而不引起代谢性并发症。

（4）pH 在生理范围内、等渗、碳酸盐缓冲剂。

（5）渗透剂很少被吸收、无毒。

（6）生物相容性好，对腹膜功能及宿主防御功能无影响。

（7）无致热原、无内毒素、无致敏性、无细菌。

(三)腹膜透析液基本组成

含乳酸腹膜透析液对腹膜刺激小，但有肝功能损害者不宜用。含醋酸腹膜透析液有扩张血管的作用，对腹膜刺激较大。碳酸氢钠需临时加入，以防止发生碳酸钙结晶引起化学性腹膜炎或堵管，但适用于有肝脏损害者。目前我国市场上销售的透析液是以乳酸盐作为缓冲剂。

钙浓度为 1.25 mmol/L 的腹膜透析液为生理钙腹膜透析液，有助于降低高钙血症和转移性钙化的发生。适用于高钙血症、血管钙化及高血磷需用含钙的磷结合剂患者等。目前常用腹膜透析液配方见表 2-1，表 2-2，表 2-3。

表 2-1 腹膜透析液的基本成分

成分	浓度
葡萄糖	1.5～4.25 g/L
钠离子	132～141 mmol/L
氯离子	95～102 mmol/L
钙离子	1.25～1.75 mmol/L
镁离子	0.25～0.75 mmol/L
醋酸/乳酸根/碳酸氢根	35～40 mmol/L

注:渗透压为 346～485 mOsm/L;pH 为 5.0～7.0

表 2-2 乳酸盐腹膜透析液(100 mL)

	成分					离子浓度(mmol/L)					渗透压 (mOsm/L)	pH
	葡萄糖	氯化钠	乳酸钠	氯化钙	氯化镁	钠	钙	镁	氯化物	乳酸盐		
含1.5％葡萄糖	1.5 g	538 mg	448 mg	25.7 mg	5.08 mg	132	1.75	0.5	96	40	346	5.2
含2.5％葡萄糖	2.5 g	538 mg	448 mg	25.7 mg	5.08 mg	132	1.75	0.5	96	40	346	5.2
含4.25％葡萄糖	4.25 g	538 mg	448 mg	25.7 mg	5.08 mg	132	1.75	0.5	96	40	346	5.2

表 2-3 艾考糊精腹膜透析液(100 mL,pH5.5)

成分	重量	离子/渗透压	(mmol/L)/(mOsm/L)
艾考糊精	7.5 g	渗透压	284
氯化钠	540 mg	钠离子	133
乳酸钠	450 mg	氯离子	96
氯化钙	25.7 mg	钙离子	1.75
氯化镁	5.1 mg	镁离子	0.25
		乳酸盐	40

(四)腹膜透析液其他成分的加入

商品腹膜透析液内一般不需要、同时也不主张加入药物或其他成分,只有在病情需要且严格无菌操作下慎重加入其他成分。

1.肝素

主要用来防止腹膜透析液中蛋白凝固阻塞管路及肠粘连的发生。慢性维持性腹膜透析时一般不加肝素。但在发生腹膜炎时,可加适量肝素,直至腹膜炎控制为止。

2.抗生素

发生细菌性腹膜炎时,应根据细菌种类及药敏试验选用适当的抗生素加入腹膜透析液中,根据病情变化随时调整剂量。

3.胰岛素

糖尿病患者于腹膜透液中可加入适量胰岛素可控制血糖。CAPD 患者腹膜透析液内加入胰岛素量为皮下注射量的 $2\sim3$ 倍,应使空腹血糖控制低于 7.8 mmol/L(140 mg/dL)或餐后 1 小时血糖低于11.1 mmol/L(200 mg/dL)。应严密监测血糖并随时调整剂量。注意腹膜透析袋及腹膜透析管道均可吸附胰岛素。

4.其他

如合并腹痛时,在腹膜透析液内可加入适量利多卡因。如有蛋白凝块可加入适量尿激酶。为提高溶质的清除可加入适量血管扩张药物。

(五)常用维持腹膜透析液渗透性的物质

1.葡萄糖

葡萄糖是目前腹膜透析液最常用的渗透剂之一,也是腹膜透析超滤的主要动力。透析液葡萄糖含量一般为 1.5%、2.5%或 4.25%。增加透析液中葡萄糖浓度,可提高透析液的渗透压,增加超滤能力。

2.葡聚糖

葡萄糖聚合体溶液可增加腹膜超滤及肌酐清除率,延长 CAPD 患者的技术生存期。可用葡聚糖腹膜透析液替换高渗葡萄糖腹膜透析液做夜间交换,亦可用于进行自动化腹膜透析患者的长时间留腹。葡聚糖腹膜透析液对糖尿病患者更为有益。

3.氨基酸

在伴有营养不良的 CAPD 患者,透析液中加合适的氨基酸成分,可能改善

CAPD 患者蛋白质营养状态,但可引起血尿素氮上升及酸中毒倾向。

六、处方及调整

腹膜透析的透析方式及透析剂量应强调个体化。根据患者残余肾功能及腹膜转运特性调整透析处方,确保充分透析,提高患者生存率和生活质量。

(一)调整腹膜透析处方的必备指标

影响腹膜透析充分性的因素包括腹膜转运特性、体表面积、残余肾功能及透析方式。调整处方必备指标包括 PET 值、体表面积、残余肾功能及透析方式。

1.腹膜平衡试验(peritoneal equilibration test,PET)

(1)标准 PET 的操作。

标准 PET 的基本原理:在一定条件下,检测腹膜透析液和血液中肌酐和葡萄糖浓度的比值,确定患者腹膜溶质转运类型。

其测定方法如下:①标本采集,在进行 PET 的前夜应行标准 CAPD 治疗,夜间腹膜透析液在腹腔内停留8~12 小时。患者在交换之前应取坐位,在 20 分钟内完全引流出前夜的留腹液,并测定其容量。然后患者取仰卧位,将加温至37 ℃的 2.5% 葡萄糖透析液 2 L,以每 2 分钟 400 mL 的速度准确地在 10 分钟内全部输入腹腔。在灌入过程中,为保证腹膜透析液完全混合,每灌入400 mL 透析液时,患者需左右翻转、变换体位。在腹膜透析液留腹 0 小时、2 小时和 4 小时收集透析液标本,在腹膜透析液留腹 2 小时抽取血标本。腹膜透析液留腹4 小时后,患者取坐位,20 分钟内排空腹腔内的透析液,并测定引流液量。②标本检测,测定透析液及血液中肌酐和葡萄糖浓度。在测定腹膜透析液肌酐浓度时,由于受透析液内葡萄糖的干扰,最好采用肌酐矫正因子进行矫正。矫正肌酐(mmol/L)=肌酐(mmol/L)−葡萄糖×矫正因子(mmol/L)。③PET 的计算和结果评估,计算0 小时、2 小时、4 小时透析液与血液中肌酐的浓度比值;计算2 小时、4 小时与 0 小时透析液中葡萄糖浓度的比值。根据 PET 结果,将腹膜转运特性分为以下 4 类:高转运、高平均转运、低平均转运和低转运。

在患者基础腹膜转运特性确定后,如需再测定患者腹膜转运特性有无改变时,可采用快速 PET。其操作方法与标准 PET 相似,只需在透析液留腹 4 小时留取透析液和血标本,分别测定腹膜透析液和血液中肌酐和葡萄糖的比值(D/P 值)。此外,应精确测量透析液的排出量。

(2)PET 值与透析方式的选择:高转运患者适合短时透析。高平均转运患者,适合连续循环腹膜透析或标准 CAPD。低平均转运患者初期可行连续循环腹膜透析或标准 CAPD。当残余肾功能丧失时,宜行大剂量 CAPD。低转运患者宜行大剂量 CAPD 或血液透析。

(3)动态观察 PET 的临床意义:在腹膜透析初期,腹膜转运功能会有轻微变化,然后趋向平衡。因此基础 PET 测定应在腹膜透析开始 2～4 周进行。此后每 6 个月重复 1 次,动态观察 PET 的变化,有助于纠正透析过程中出现的各种问题。建议 PET 检测应在患者处于平稳状态或腹膜炎痊愈 1 个月后做。若出现透析不充分或营养不良,则需寻找下列原因:伴发疾病,是否有残余肾功能减退,摄入评估。然后根据残余肾功能及腹膜转运特性调整处方。

(4)PET 值与处方调整:长期腹膜透析患者透析方式选择应以腹膜转运特性为依据,初始透析剂量应根据患者腹膜转运特性、体表面积、体重及残余肾功能来决定达到最后目标剂量所需的透析引流量。

(5)应用 PET 调整处方的注意事项:①对培训期透析液排出量高或低的患者,可考虑提前进行腹膜平衡试验,以确定其腹膜转运特性为高转运还是低转运。②高转运患者可通过增加透析液交换次数和缩短透析液存留时间,来达到最大的超滤量。③低转运和低平均转运患者可通过增加最大的灌入剂量来提高清除率。④低转运和低平均转运患者采用自动化腹膜透析方式透析时,应增加总的夜间治疗时间;增加透析液的存留时间;增加白天透析液存留和/或次日交换;增加灌注量。

2.残余肾功能

定期评估残余肾功能,根据残余肾功能调整透析处方,使患者达到充分透析。

(1)残余肾功能下降常见于原发病因、透析液渗透压负荷、高血压、炎症和肾毒性药物等。

(2)残余肾功能下降与透析方案调整:当透析患者尿量减少或丧失时,应增加透析剂量及透析次数,以弥补经尿液中所排出的清除量。

(二)调整处方

调整透析处方的必备因素包括 24 小时透析液总量、每次交换量、腹膜透析液留腹时间、交换次数及透析液葡萄糖浓度。

1.透析剂量

透析剂量包括 24 小时总灌注量和每次交换的灌注量。目前临床上使用较多的透析剂量为 6～8 L/d,但腹膜透析患者的透析剂量与透析方式、残余肾功能、体表面积、机体代谢状态及腹膜转运状态等密切相关。所以选择个体化的透析剂量在临床实践中有十分重要意义。

2.每周期透析液留腹时间

每个周期透析液留腹时间根据透析方式(如间歇性腹膜透析 30 分钟至 1 小时,CAPD 4～8 小时)、透析是否充分、超滤量等因素来决定。

3.交换次数

根据透析方式(如 IPD 每天 10～20 次,CAPD 一般每天交换 3～5 次)、超滤效果和透析充分性等因素决定。

4.葡萄糖浓度

目前常用透析液中葡萄糖浓度为 1.5%、2.5% 和 4.25%,超滤量的多少与透析液含糖量,透析周期时间的长短,透析液入量的多少及腹膜超滤效能等因素有关。

(三)处方调整步骤

在开始腹膜透析时,应首先对患者的临床状态、体表面积及残余肾功能进行评估,制订初步的透析方案。透析 2～4 周进行腹膜平衡试验,同时进行透析充分性评估;如达到治疗目标,按原方案继续透析;如未达到治疗目标,可根据调整处方的变量更改透析方案,直至达到治疗目标。处方调整步骤见图 2-2。

七、充分性评估及保障

(一)腹膜透析充分性定义

(1)透析后患者身心安泰、食欲良好、体重增加、体力恢复、慢性并发症减少或消失,尿毒症毒素清除充分。

(2)透析剂量足够或透析剂量满意,目前公认目标最小透析剂量标准为 CAPD 每周 $Kt/V>1.7$,肌酐清除率超过 $50\ L/min$。

(3)一定透析剂量时,患者病死率和发病率不会增高,再增加剂量病死率和发病率也不会下降,低于此剂量则病死率和发病率均会增高。临床上不能采用单一指标评估透析充分性,应根据临床表现、溶质清除和水钠清除状况综合评估。

(二)评估指标

1.临床状态

有无尿毒症毒素和水钠潴留所导致相关临床表现或生化异常,包括血压和容量控制、酸碱平衡状态、脂质代谢和心血管危险因素、营养状态、钙磷代谢和骨稳态、炎症状态等。

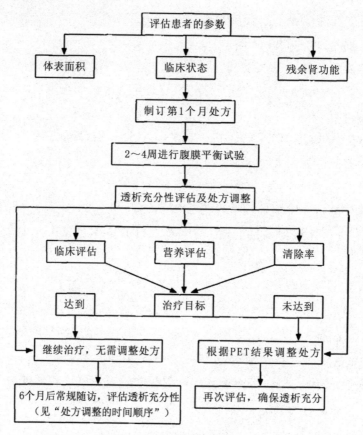

图 2-2 腹膜透析处方调整程序

2.溶质清除

指标包括小分子和中分子溶质清除情况,其中尿素清除分数(Kt/V)是评估透析充分性的重要定量指标。

3.水钠清除

容量控制是腹膜透析的重要目标,应对患者容量状态进行监测,包括临床有无高血压、水肿、心功能不全等水钠潴留表现。多频生物电阻抗分析(MF-BIA)可就患者容量状态、营养状态等提供更多信息。原则上超滤量应根据患者的尿量和液体摄入量进行评估。在无尿患者中,一般每天超滤量应超过 1 000 mL。

(三)透析充分标准

1.临床状态

(1)食欲尚可,无恶心、呕吐、失眠及明显乏力等毒素潴留症状。

(2)处于正常容量状态,无容量依赖性高血压、心力衰竭、肺水肿及外周水肿表现。

（3）营养状况良好，血清蛋白不低于 35 g/L，主动全面评定正常，无明显贫血。

（4）无明显代谢性酸中毒和电解质紊乱的表现。

2.溶质清除

小分子溶质清除应达到最低目标值：CAPD 患者要求每周总尿素清除分数应在 1.7 以上。应注意即使小分子溶质清除达到最低目标值，如有症状或体征，也应考虑透析不充分。

3.透析充分性标准计算

常以残肾尿素清除率（Kt）与腹膜 Kt 之和表示。

（1）腹膜 Kt（mL/min）＝（透析液尿素氮/血尿素氮）×24 h 透析液排出量。

其中透析液排出量单位为 mL；血和透析液尿素的单位 μmol/L 或 mmol/L 均可以。

（2）总 Kt/V＝（残肾 Kt＋腹膜 Kt）×7/V，计算结果以实际体表面积除以 1.73 来矫正。

$$V＝2.447－0.09516A＋0.1704H＋0.3362W（男性）$$

$$V＝－2.097＋0.1069H＋0.2466W（女性）$$

其中 A 为年龄，单位岁；H 为身高，单位 cm；W 为体重，单位 kg，指理想体重。

(四)保证透析充分性的措施

1.定期评估

透析充分性出现透析不充分时，应仔细寻找导致透析不充分的可能原因，如患者透析依从性差、透析处方不当或透析处方未个体化，对体内水评估不当或出现有机械性并发症（如透析引流不充分或透析液渗漏）。

2.定期监测

残余肾功能在腹膜透析时，残余肾功能不仅提供小溶质清除，而且在保持液体平衡、磷的控制及清除中分子毒素中也发挥了重要作用。此外，残余肾功能与透析患者血管钙化，以及心肌肥厚有关。残余肾功能是影响腹膜透析患者透析充分性的重要因素，应特别注意透析时残余肾功能的保护。一旦出现残余肾功能改变，应相应调整透析处方。透析开始后 6 个月内，建议每月测定 1 次残肾尿素清除分数和肌酐清除率；6 个月后每 2 个月测定 1 次，直到残肾 Kt/V＜0.1。

3.腹膜转运特性评估和腹膜保护

腹膜转运特性存在个体差异，且透析过程中腹膜转运特性呈动态变化，因此应根据患者腹膜转运特性,确定个体化透析处方或调整透析剂量,以达到最佳透析效果。透析开始后 2~4 周应行 PET,作为患者的基础值,以后每 6 个月复查 1 次 PET;如临床怀疑腹膜功能改变时,应及时复查 PET;腹膜炎应在炎症控制 1 个月以后才行 PET 检查。通常临床使用标准 PET 或快速 PET,如出现超滤功能异常,可使用 4.25％腹膜透析液代替 2.5％腹膜透析液进行腹膜平衡试验,以评估腹膜超滤能力。

4.个体化透析处方

应根据患者残余肾功能、腹膜转运特性、体重及饮食等情况,制订个体化透析方案,并根据患者残余肾功能和腹膜转运特性调整透析剂量。在确定或调整透析方案时,应选用适当葡萄糖浓度的透析液,增加水钠清除,以保证患者处于正常容量状态。

八、并发症及处理

(一)导管出口处及隧道感染(ESI/TI)

导管出口处感染是指导管出口处脓性分泌物和/或红肿,病原微生物培养可阳性或阴性。皮下隧道感染是指皮下导管隧道出现红肿和疼痛,病原微生物培养可呈阳性或阴性。

1.常见原因

(1)导管出口方向未向下。

(2)皮下隧道太短、涤纶套外露。

(3)导管周围渗漏或血肿。

(4)导管经常牵拉可减慢皮肤隧道口及隧道愈合过程。

(5)污染或未注意局部卫生。

(6)全身性因素,如营养不良、糖尿病、长期使用肾上腺糖皮质激素等。

2.处理

(1)局部处理:首先最好行局部涂片和病原菌培养,培养结果出来前应先行经验性治疗,给予口服抗生素治疗。待培养有结果后再根据培养的致病菌选用敏感的抗生素。

(2)全身用药:感染严重时应静脉给予敏感抗生素。

(3)经局部处理及全身用药 2 周,感染难以控制者,应考虑拔除导管或去除皮下袖套。

3.预防

(1)外涤纶套距皮肤出口处距离应在 2 cm,出口处方向最好向下。

(2)术后妥善固定导管,避免过多牵拉,加强导管维护。

(3)定期清洗出口处皮肤,保持其清洁干燥。

(4)隧道口愈合期及感染期避免盆浴及游泳。

(5)如果患者鼻部携带有金黄色葡萄球菌,鼻腔涂抗生素软膏予以治疗。

(二)腹膜透析相关感染性腹膜炎

1.常见原因

(1)接触污染:包括透析液交换时污染、碘伏帽重复使用、透析液袋破损及透析管、连接导管破损或脱落。

(2)皮肤出口处和隧道感染。

(3)腹泻或接受肠镜检查。

(4)其他原因:如牙科手术、静脉留置针、腹膜透析内导管生物膜形成、子宫手术等。

2.危险因素

高龄、糖尿病、残余肾功能减退、低蛋白血症及营养不良、长期使用肾上腺糖皮质激素,以及使用生物不相容性透析液等均为腹膜透析相关感染性腹膜炎的危险因素。

3.病原菌

最常见病原微生物为凝固酶阴性葡萄糖球菌、金黄色葡萄球菌、链球菌,革兰氏阴性菌有逐渐增多的趋势。真菌性腹膜炎和分枝杆菌腹膜炎临床相对少见。不同感染途径病原菌不同。

4.临床表现及诊断

腹膜透析患者如出现其中2条或2条以上则可诊断。①透出液浑浊伴或不伴腹痛。②透出液常规白细胞计数$>100/\mu L$;多核细胞$>50\%$。③病原微生物阳性。

5.处理

(1)早期诊断:一旦出现腹膜透析液混浊,无论有无腹痛,应怀疑腹膜炎。及时留取第一袋浑浊透出液送检,包括细胞计数和分类、革兰氏染色和病原学培养。

(2)一旦考虑为腹膜透析相关性腹膜炎,留取标本后即应开始经验性抗感染治疗。如腹水浑浊明显或疼痛剧烈,可采用数袋1.5%腹膜透析液冲洗腹腔。

(3)初始治疗应联合使用抗生素,选用覆盖革兰氏阴性菌和革兰氏阳性菌的抗生素。如有发热等全身症状,应局部用药和静脉用药同时进行,静脉用药应选择对残余肾功能影响较小的药物。一般病原菌的抗生素疗程 2 周左右,金黄色葡萄糖球菌、铜绿假单胞菌及肠球菌等为 3 周。

(4)腹水感染时为避免纤维蛋白凝块形成,可在腹膜透析液中加入适量肝素。

(5)一旦诊断为真菌性腹膜炎,则应拔除导管,使用抗真菌药物。

(6)结核性腹膜炎一般采取四联疗法。局部和全身用药相结合。无效者拔除导管并继续抗结核治疗。

6.预防

(1)持续质量改进。①教育患者采用正确的无菌技术:洗手、戴口罩、不可触碰无菌部位等。②监督患者的操作技术并进行再培训:集中注意力、保持换液桌面的清洁、换液时光线要充足等。③建立标准的规程,寻找腹膜炎发生的原因并进行相应改进。

(2)预防出口处和隧道感染。

(3)加强腹膜透析患者教育和培训:内容包括腹膜透析的环境要求、透析管的护理、卫生常识、检查腹膜透析液的质量、无菌操作的训练、腹腔感染的观察与处理等。

(4)纠正营养不良:充分透析、加强营养、注意残余肾功能保护等。

(三)腹膜透析导管功能障碍

1.常见原因

(1)血块、纤维蛋白凝块、脂肪球阻塞,大网膜包裹,腹膜粘连形成小套袋包裹腹膜透析管。

(2)导管受压扭曲。

(3)导管尖端移位。

(4)功能性引流障碍(患者便秘或膀胱充盈等)。

2.临床表现

导管功能障碍主要表现为透析注入或引流单向障碍,也可表现注入和引流双向障碍。根据导管功能障碍出现时间可分为导管立即功能障碍和导管迟发功能障碍两种类型,前者为手术过程中出现的引流障碍,后者为磨合期后开始CAPD 或在治疗任何时候出现注入或引流障碍。

3.预防与处理

(1)导管立即功能障碍多与透析导管置入位置不当,开放小切口手术、经皮穿刺或套管针技术难确定原因,腹腔镜和床旁 X 线检查有助于确定原因。变换透析导管置入位置并再次评估导管功能。

(2)当透出液含血性物、纤维块时,应预防性使用肝素(500~1 000 U/L)。出现功能障碍可使用尿激酶封管。

(3)若无效,属不可逆性阻塞,或可能为大网膜缠绕,均需重新置管。

(4)如为功能性引流障碍,应适当活动,予以轻泻剂、生理盐水灌肠刺激肠道运动后,引流即通畅。

(四)透析液渗漏

1.常见原因

(1)置管手术腹膜荷包结扎不严密。

(2)腹膜存在先天性或后天性缺陷。

(3)腹膜透析注入腹腔后导致腹内压升高。

2.临床表现

由于腹膜结构完整破坏后,透析液漏出到腹腔以外的部位(胸腔、腹壁或会阴部)。根据发生时间可分为早期渗漏(术后 30 天内)和晚期渗漏(术后 30 天后)。临床表现与透析液渗漏部位有关。

(1)胸腔积液:双侧,右侧多见。少量积液可无症状,量大者可出现呼吸困难。平卧位或使用高渗透析液症状加重。

(2)管周渗漏:出口处潮湿、肿胀。

(3)会阴部和腹壁渗漏:腹壁肿胀。男性患者阴囊肿大,女性患者阴唇肿胀。

3.检查方法

(1)体格检查:有胸腔积液体征;管周渗漏时出口处潮湿、肿胀;会阴部和腹壁渗漏站立位明显。

(2)管周渗漏者可行局部 B 超检查。

(3)CT 造影扫描。

(4)腹腔内注入锝标记聚合清蛋白后,肺闪烁现象及胸腔积液葡萄糖浓度升高有助于胸腹膜裂隙诊断。

4.预防与处理

(1)术前评估:多次手术、慢性腹水、多次妊娠、肥胖、类固醇皮质激素使用史、甲状腺功能减退、多囊肾、慢性肺病等,以及腹壁薄弱等患者容易出现。

(2)插管方法:直视手术发生率低。

(3)腹膜透析技术相关:旁正中切口、荷包缝合妥帖、仔细缝合腹直肌前鞘。术后 10~14 天开始透析,如期间需要紧急透析,则采用仰卧位、小剂量、减少腹腔压力。

（4）透析液渗漏后感染率升高，应使用抗生素。

（5）胸腔积液有明显症状者可胸腔穿刺放液。

（6）手术修复、临时性血液透析、低透析液量 CAPD 及自动化腹膜透析，无效者改行血液透析。

（7）早期渗漏可停透 2 周，如不能控制，CT 确定渗漏部位，手术修复。

（五）疝

1.常见原因

（1）多次手术、慢性腹水、多次妊娠、肥胖、类固醇皮质激素使用史、甲状腺功能减退、慢性肺病、营养不良等导致腹壁薄弱。

（2）腹膜透析时腹内压升高，站立位、大容量透析液及高渗透析液使用更为明显。

（3）腹正中切口。

2.临床表现

（1）轻者仅见腹壁局部肿块。

（2）重者可出现肠梗阻或肠坏死。

（3）少数患者可并发腹膜炎。

3.处理与预防

（1）术前仔细评估有无导致腹壁薄弱危险的因素，有无疝病史。

（2）如出现疝，特别注意观察有无肠梗阻或肠坏死表现。

（3）如透析前有疝，在腹膜透析置管前手术修复疝。

（4）术后仰卧位、容量递增至少 2 周，或使用自动化腹膜透析。

（5）尽可能手术修复。

（六）出血性并发症

1.常见原因

（1）凝血功能障碍、使用抗凝药。

（2）术中不慎损伤腹壁动脉及其分支。

（3）女性月经期血液反流至腹腔。

2.临床表现

与出血部位有关，可出现腹壁血肿、出口处出血及血性透析液。

3.预防与处理

（1）术前评估凝血状态和预防凝血。

（2）手术时避免损伤腹壁血管。

（3）小切口、仔细止血、切口不宜靠外。

（4）血性腹水用 0.5～1 L 冷生理盐水或腹膜透析液冲洗。

（5）伤口或出口处出血压迫止血。

（6）大出血需外科手术处理。

（七）腹膜衰竭

1.常见原因

与多次腹膜炎或长期使用生物不相容性透析液导致腹膜结构和功能异常有关。

2.临床表现

（1）Ⅰ型腹膜衰竭：腹膜对小分子溶质转运障碍。

（2）Ⅱ型腹膜衰竭：腹膜对水及溶质转运均有障碍。

（3）Ⅲ型腹膜衰竭：因腹腔淋巴吸收增多所致。

3.预防与处理

（1）防治腹膜炎，使用生物相性透析液。尽量少用高糖透析液，为增加超滤可加用艾考糊精透析液。

（2）改腹膜透析方式为短存留，夜间不保留透析液，但需兼顾溶质清除。

（3）腹膜休息 4 周，暂时予以血液透析治疗。

（4）无效者改行血液透析。

（八）蛋白质能量营养不良

1.常见原因

（1）透析不充分，毒性产物潴留，使蛋白质和热量摄入减少。

（2）代谢性酸中毒、感染（包括腹膜炎）等导致高分解代谢状态。

（3）伴随疾病，如糖尿病、心力衰竭、慢性炎症、恶性肿瘤、肝脏疾病等，可使 CAPD 患者蛋白质和能量摄入减少。

（4）透析液蛋白质、氨基酸和微量元素丢失。

（5）残余肾功能减退。

2.营养状态评估方法

（1）血清清蛋白和前清蛋白（清蛋白＜35 g/L 或前清蛋白＜30 mg/dL，应注意存在营养不良）。

（2）每天蛋白质摄入量：一般建议蛋白质摄入量达每天 1.2 g/kg。

（3）主观综合性营养评估法（SGA）（四项七分模式。四项：体重、厌食、皮下脂肪、肌肉重量；七分：1～2分为严重营养不良、3～5分为轻重度营养不良、6～7分为营养正常）。

(4)人体测量。

3.预防与处理

(1)加强透析，注意小分子溶质清除，特别是水钠平衡。应根据患者残余肾功能及腹膜转运特性个体化透析处方。

(2)注意残余肾功能保护，避免使用肾损害药物。

(3)防治可能导致营养不良的并发症，如感染、代谢性酸中毒等。

(4)心理干预，增强患者成功透析的信心。

(5)每6个月进行营养评估1次，接受个体化营养指导。

九、患者管理与培训

(一)置管前宣教与培训

主要内容包括透析目的、开始透析时机、透析方式的选择（血液透析/腹膜透析/肾移植的方法介绍、血液透析、腹膜透析、肾移植的优缺点）等。

(二)置管后宣教与培训

主要内容包括正常肾脏的结构与功能、尿毒症临床表现及其后果、腹膜透析的治疗原理、腹膜透析的具体操作步骤及要点、无菌操作概念、腹膜透析导管护理、液体平衡的监测和保持、腹膜透析患者的饮食指导、居家透析的条件、意外事件的处理等。

(三)患者随访期宣教与培训

主要内容包括简单介绍透析相关的并发症及预防、定期操作的再培训、针对随访中出现问题的再培训、组织活动，交流腹膜透析经验，提高生活质量等。

第二节　连续性肾脏替代治疗

连续性肾脏替代治疗（continuous renal replacement therapy，CRRT）是指所有能连续性地清除溶质、对脏器功能起替代和支持作用的各种血液净化技术。Scrihner等在1960年提出连续性血液净化治疗的概念，1977年Kramer等在血液透析的理论和实践基础上提出连续性动静脉血液滤过并应用于临床,用于治疗对利尿剂无反应的液体超负荷的肾衰竭患者,标志 CRRT 的诞生。由于 CRRT 与传统的间歇性血液透析相比具有一定的优点,因此,其应用范围不断扩大。

一、原理和分类

(一)清除溶质的方式

CRRT 对清除溶质的方式有弥散及对流和吸附。弥散是血液透析清除溶质的主要方式,这种方式依靠透析膜两侧的溶质浓度梯度差。其清除率决定于透析液流量、血流量大小、透析膜通透性及被清除溶质分子质量的大小。对流是持续血液滤过清除溶质的主要方式。它依靠滤过膜两侧的静水压并伴随超滤进行。清除率大小取决于超滤液量、血流量及膜对溶质的筛选系数。滤过膜的吸附作用是 CRRT 的第三种溶质清除机制,部分炎症介质、内毒素、药物和毒物可能通过该作用清除。弥散主要能够清除小分子,如水、电解质、肌酐、尿素氮等;对流主要清除中分子,如细胞因子、炎性介质,也包括上述小分子等;吸附能够清除大分子物质。

(二)基本模式

根据工作原理不同,基本模式有 3 类:血液透析(hemodialysis,HD)、血液滤过(hemofiltration,HF)和血液透析滤过(hemodiafiltration,HDF)。HD 主要通过弥散机制清除物质,小分子物质清除效率较高;HF 主要通过对流机制清除溶质和水分,对炎症介质等中分子物质的清除效率优于透析;HF 作用类似肾小球和肾小管的功能,一方面将血液中能透过滤器半透膜的部分溶质及水分以对流的形式排出体外;另一方面将置换液重吸收补充回体内,起到滤过和重吸收作用。HDF 可通过弥散和对流两种机制清除溶质。经过数小时或更长时间的连续治疗,将毒物、代谢废物及水分清除体外,并将机体需要的营养物质、药物、电解质输入体内。

(三)主要技术

CRRT 目前主要包括的技术有缓慢连续超滤(SCUF)、连续性静-静脉血液滤过(CVVH)、连续性静-静脉血液透析滤过(CVVHDF)、连续性静-静脉血液透析(CVVHD)、连续性高通量透析(CHFD)、连续性高容量血液滤过(HVHF)、连续性血浆滤过吸附(CPFA)、血浆置换(plasma exchange,PE)。临床上应根据病情严重程度及病因采取相应的 CRRT 模式及设定参数。SCUF 和 CVVH 用于清除过多液体为主的治疗;CVVHD 用于高分解代谢需要清除大量小分子溶质的患者;CHFD 适用于急性肾损伤伴高分解代谢;CVVHDF 有利于清除炎症介质,适用于脓毒症患者;CPFA 主要用于去除内毒素及炎症介质。

1.CVVH

血液通过高通透性膜制成的滤器,血泵驱动进行体外血液循环,以对流原理持续清除体内水分和中小分子溶质(超滤液),再通过输液装置补充与细胞外液成分相似的电解质溶液(置换液),模拟肾脏功能。血液滤过为等渗性脱水,实施过程中患儿血流动力学稳定。该方式是临床上常用的血液滤过模式。

2.CVVHDF

连续血液透析联合连续血液滤过的模式,它是在通过弥散原理排除大量小分子物质基础上,采用高通透性的透析滤过膜,通过对流的方法排除大量含中小分子物质的体液,并同时输入置换液,是集血液透析与血液滤过优点为一身的连续性血液净化方法是治疗严重脓毒症常用的模式之一。

3.HVHF

CVVH 模式增大超滤率达 35 mL/(kg·h)即为 HVHF,儿童不建议超过 100 mL/(kg·h)。

4.CPFA

CPFA 为联合血浆滤过吸附,全血先通过血浆分离器分离血浆,血浆通过合成树脂柱吸附内毒素和炎症介质后与红细胞混合,再进入血液滤过器清除过多的液体和小分子毒素。CPFA 能改善严重脓毒症合并多器官功能障碍综合征患者的血流动力学,并有助于恢复其免疫功能。但随机对照研究证实其尚不能改善患者的存活率。

5.PE

PE 是将患儿的血液引入血浆分离器,分离血浆和细胞成分,弃去与蛋白质结合的毒物的血浆及血浆中大分子炎性细胞因子,而把细胞成分和新鲜冰冻血浆混合后回输人体内,以达到净化血液的治疗目的。置换液的输入速率与血浆滤过率相同,置换液常用新鲜冰冻血浆,一部分使用血浆替代品(4%人血清清蛋白、林格液等),但不超过总置换量的20%。

二、CRRT 的优势及适应证

(一)CRRT 的优势

作为一种新的肾脏替代治疗方法,CRRT 因具有血流动力学稳定,能持续、稳定地控制氮质血症和水盐代谢,不断清除体内毒素及炎性因子,保证营养补充等优点,为危重患者的救治提供了重要的、赖以生存的体内环境。

1.血流动力学稳定

其主要原因是CRRT治疗时,能够持续缓慢的脱水,血流动力学稳定,低血压的发生率低。在跨膜压的作用下,水和部分溶质通过滤器半透膜排出体外。由于蛋白质等大分子物质不滤出,胶体渗透压还有所上升,间质和细胞内水分被"拉"入血管内,使蓄积在细胞内、间质和血管内的水分同时排除,清除组织水肿。

2.溶质清除率高

连续长时间每天治疗24小时或接近24小时,总的清除量大,调节水、电解质、酸碱平衡。

3.清除炎性介质

通过对流、吸附机制清除多种炎性介质,改善患者免疫调节功能。有效清除循环中的炎性介质和内毒素:CRRT对炎性介质的清除主要靠对流和吸附,一些分子质量较小的细胞因子具有较高的筛选系数,CRRT治疗每天可以清除相当于体液总含量25%～30%的细胞因子;一些分子质量较大的细胞因子,如肿瘤坏死因子则主要靠吸附清除,聚丙烯腈膜(AN69)对其吸附力最强,但这种吸附能力在2小时左右就会达到饱和。研究显示不同的血流量、透析液和置换液配方、治疗方式和滤器等对溶质的清除效率不同。

4.有利于营养支持

危重症和CRRT治疗患者多存在营养和物质代谢的负平衡,所以加强营养支持是重要的治疗手段。CRRT能满足大量液体的摄入,输液限制少,有利于营养支持治疗,保证了每天的能量及各种营养物质的供给,并维持正氮平衡。

(二)适应证

ICU病房采用CRRT的目的主要有两大类:一是重症患者并发肾功能损害;二是非肾脏疾病或肾功损害的重症状态,主要用于器官功能不全支持、稳定内环境、免疫调节等。

1.急性肾损伤

CRRT有缓慢、等渗性去除液体等优势,能保持血流动力学的稳定。并且溶质清除率高,营养改善好,且能清除细胞因子。患者往往伴有血流动力学的紊乱和毛细血管渗漏导致的体液潴留,所以重症患者急性肾损伤的治疗推荐CRRT。多数文献认为早期行CRRT治疗可能是有益的,但"早期"的标准并不一致。

2.全身感染

严重感染时,各种炎性介质对局部与全身血管张力及通透性产生显著影响,造成微循环紊乱。CRRT具有强大的对流作用,可有效地清除大量的中分子物质,因此已用于全身感染的治疗。采取CRRT治疗全身感染的目的主要是调控炎症介质的浓度,以降低其对机体的损伤,应采取以对流机制为基础的模式。全身感染患者采用高治疗剂量的血液滤过对改善预后是有益的。

3.全身炎症反应综合征

全身炎症反应综合征(systemic inflammatory response syndrome,SIRS)是多器官功能障碍综合征(MODS)的中间过程,MODS是SIRS发展过程中最严重的阶段。SIRS时,各种炎性介质造成全身内皮细胞及实质细胞损伤,最终导致机体发生不可逆性休克及MODS等。CRRT可清除细胞内毒素、部分炎性介质、淋巴因子及补体成分,因而可减轻炎性反应,减低心、脑、肺、肾的损伤程度,对全身炎性反应综合征的发生发展产生积极的影响。

4.重症急性胰腺炎

重症急性胰腺炎是外科临床常见的急腹症,重症急性胰腺炎发病早期主要表现为SIRS,晚期主要表现为脓毒血症及MODS。早期即可迅速发展为休克,病死率高达20%~30%。血液滤过的目的是为调控过度全身炎症反应。目前国内外学者认为连续性血液净化主要用于解决重症急性胰腺炎早期促炎细胞因子引起的过度炎症反应,从而阻止病情的发展。连续性血液净化可以调节重症急性胰腺炎的免疫功能状态,不仅限于清除炎症介质及细胞因子,而且还能重建机体免疫内稳状态。

5.急性呼吸窘迫综合征

CRRT稳定持续的超滤能提供稳定的内环境,水、电解质及酸碱平衡也容易达到,直接清除致病性炎性介质且使肺血管外液体减少,减轻肺间质水肿,从而明显改善肺氧合。同时,有利于改善通气功能和控制肺部感染,改善微循环和实质细胞摄氧能力,提高组织氧的利用,降低患者对机械通气的需求。应用CRRT治疗急性呼吸窘迫综合征结果显示,CRRT确实可以迅速、有效地改善患者氧合功能,可有效地维持液体平衡,而对循环影响甚小。

6.心力衰竭失代偿期

CRRT可使对利尿剂和血管反应很差的终末期慢性心力衰竭患者,以及急性心力衰竭患者排除过多的水分,消除全身水肿。CRRT治疗的优点是血流动力学稳定,渗透压变化小,更符合生理状态,对心血管功能影响小,保证机体内环境的稳定。

7.肝性脑病

CRRT 可清除氨、假性神经递质、游离脂肪酸、酚、硫、醇等,提高支链氨基酸与芳香氨基酸比值;增加脑脊液 cAMP 含量,保护脑细胞功能,使肝性脑病患者清醒。

8.挤压综合征

挤压综合征患者多有外伤或自体挤压伤史,临床表现为脱水、血压下降及酱油色尿,属高分解状态。CRRT 能有效清除肌肉损伤产生的肌红蛋白,纠正水、电解质及酸碱失衡,加强营养支持治疗,碱化尿液及预防高血钾。

9.其他

现已用于体外循环心脏术后,严重的电解质、酸碱失衡,治疗药物及毒物中毒,手足口病,热射病等,因 CRRT 治疗具有良好的血流动力学稳定性、个体化的配制置换液等优点,可有效地维持机体内环境的稳定,取得了较为满意的效果。

三、操作

(一)血管通路的建立

重症患者 CRRT 静脉通路一般选择中心静脉置管。置管部位可选择股静脉、锁骨下静脉或颈内静脉,动脉置管因并发症较多已较少采用。锁骨下静脉导管易受锁骨压迫而致管腔狭窄,因此血栓形成风险较其他部位的导管高;压迫止血法效果差、出血并发症较多,因此 CRRT 应尽可能避免锁骨下静脉置管。颈内静脉导管没有上述缺点,且对患者活动限制少,因而一直是血透患者中心静脉置管的首选,但缺点是导管相关血流感染(catheter-related bloodstream infection,CRBI)发生率相对较高。股静脉置管的优点是压迫止血效果好,血肿发生率低,且其 CRBI 的发生率并不比颈内静脉高,穿刺方便、技术要求低;因此 ICU 患者应首选股静脉置管。

通常置入双腔导管以保证足够血流通过。导管型号可根据患儿年龄及体重选用 6.0~11.5 F 单针双腔管,导管型号与体重的关系约等于(6+0.1×体重),3~5 kg 选用 6 F,6~10 kg 选用 7F,11~20 kg 选用 8 F,超过 20 kg,可选用 11.5 F或更大的双腔管。小婴儿为保证血流量可选用 16~18 G 单腔管,也可根据年龄选择 20~16 G 的股静脉导管可提供充足的血流量。

(二)滤器的选择

目前重症患者 CRRT 治疗中应用最多的是合成膜滤器,合成膜具有高通量、筛漏系数高、生物相容性良好的优点,如聚丙烯腈膜(PAN)、聚砜膜(PS)、聚酰胺膜(PA)、聚甲基丙烯酸甲酯膜(PMMA)、聚碳酸酯膜(PC)等,应用较多的为聚丙烯腈和聚砜材料。儿童考虑使用儿童型管路,并且滤器型号的选择以膜面积不超过患儿体表面积为宜。膜面积 0.1 m² 的滤器被使用在体重 3 kg 以下的病例(新生儿),4～20 kg 为 0.3 m²,＞20 kg 为 0.6 m²。

(三)置换液及透析液的成分及配制

置换液的配制应遵循以下原则:①无致热原;②电解质浓度应保持在生理水平,为纠正患者原有的电解质紊乱,可根据治疗目标做个体化调节;③缓冲系统可采用碳酸氢盐、乳酸盐或柠檬酸盐;④置换液或透析液的渗透压要保持在生理范围内,一般不采用低渗或高渗配方。

常用的碳酸氢盐配方:碳酸氢盐配方直接提供 HCO_3^-,但 HCO_3^- 易分解,故需临时配制。由于钙离子和碳酸根离子易发生结晶,故钙溶液不可加入碳酸氢盐缓冲液内,两者也不能从同一静脉通路输注。重症患者常伴肝功能不全或组织缺氧而存在高乳酸血症(＞5 mmol/L),宜选用碳酸氢盐配方。

(四)置换液输注方式

置换液输注方式有两种:前稀释(置换液和动脉端血液混合后再进入滤器)和后稀释(置换液和经滤器净化过的血液混合后回流到体内)。一般认为前稀释方式滤器寿命较长,目前发现置换液前后稀释对血栓和溶质清除无差异。

(五)抗凝问题

如无出血风险的重症患者行 CRRT 时,可采用全身抗凝;对高出血风险的患者,如存在活动性出血、血小板计数＜60×10⁹/L、INR＞2、APTT＞60 秒或 24 小时内曾发生出血者,在接受 RRT 治疗时,应首先考虑局部抗凝。如无相关技术和条件时可采取无抗凝剂方法。

1.普通肝素抗凝

肝素全身抗凝由于出血风险高于局部抗凝,故仅适用于无出血风险(无活动性出血且基线凝血指标基本正常)的患者。一般首次负荷剂量 0.2～0.5 mg/kg 静脉注射,维持剂量 0.05～0.3 mg/(kg·h)的速度持续静脉输注。需每 4～6 小时监测 APTT,据此调整普通肝素用量,以保证 APTT 维持在正常值的 1.5～2 倍。

2.低分子量肝素

负荷量 15～25 U/kg,维持量 5～15 U/(kg·h),使用过程中连续监测抗 X a 活性在 0.25～0.35 U/mL 的目标水平。低分子量肝素特点和监测方法,以及与肝素的疗效无差异,禁忌证同普通肝素法。

3.局部枸橼酸盐抗凝法

对于活动性出血或高危出血倾向的患儿,也可采用局部枸橼酸抗凝法,此法具有出血风险低并可有效防止体外循环回路血液凝固等优点。使用时要注意血泵速度、枸橼酸盐血液保存液及 5% 氯化钙输注速度三者的比例关系约为 1(mL/min):1.3～1.5(mL/h):0.1(mL/h),开始治疗后 30 分钟内,进行首次滤器后血液和患儿体循环中血液的离子钙浓度测定,随后每小时检测1次,根据结果分别调整血液保存液和 5% 氯化钙输注速度,使滤器后血离子钙浓度在 0.25～0.40 mmol/L,体内血离子钙在 1.0～1.3 mmol/L。达到上述目标后每 2～4 小时测定 1 次,根据测定结果及时调整血液保存液和氯化钙输入速度,维持上述水平。严重肝功能损伤和休克伴低灌注禁用此法。

4.无抗凝剂

高出血风险的患者进行无抗凝剂 CRRT 应注意肝素生理盐水预冲管路、置换液前稀释和高血流量,以减少凝血可能。无肝素化方案需 30～60 分钟用 50～100 mL 的生理盐水冲洗滤器,易致血流动力学不稳定。

(六)参数设置

根据患儿血流动力学状态,血流速度的设置为 1～10 mL/(kg·min),原则上不低于20 mL/min,以最大程度减少体外循环回路中血液凝固血,常用流速度设置如下:新生儿 20～30 mL/min,婴幼儿 20～40 mL/min,<20 kg 儿童 50～75 mL/min,>20 kg 儿童 75～100 mL/min。CVVH 时置换液流量 20～35 mL/(kg·h),CVVHDF 时透析液流量同置换液流量,20～35 mL/(kg·h),透析液与置换液量比为 1:1,或根据治疗目的是清除小分子还是清除中大分子为主进行调整。HVHF 时要求置换液流量达到 35 mL/(kg·h)以上,患儿不建议>100 mL/(kg·h)。PE 每次血浆置换量为患者血浆量的 1～1.5 倍,相当于40～60 mL/kg。

四、并发症及处理

CRRT 治疗可有下述 4 大类并发症:①抗凝相关并发症,如出血(胃肠道、穿刺点、尿道)和血小板减少。②血管导管相关并发症,如全身感染、栓塞、动静脉漏、心律失常、气胸、疼痛、管路脱开、血管撕裂等。③体外管路相关并发症,如膜反应;缓激肽释放、恶心、变态反应;气体栓塞。④治疗相关并发症,如低温、贫血、低血容量、低血压;低磷血症、低钾血症、酸中毒、碱中毒;药物动力学改变等。下述严重并发症应及时处理。

(一)低血压

原因与出血有关,常常出现在开始阶段与脱水速度过快有关。管路及滤器的容量(预充容量)与循环血量相比量较多的时候(超过循环血量10%)可导致低血压。防范措施:当体外总容量超过患儿循环血液量的10%(8 mL/kg)时,使用血液预充体外循环管道,并在开始前暂停血管扩张剂的输注并可加用或适当增加血管活性药物的剂量(如多巴胺等),连续性血液净化开始采取低血流速率也是预防低血压的方法之一。

(二)低体温

开放患儿及回输血液未加温可导致低体温。采用置换液加温、患儿保暖均可有效保持体温。

(三)血流感染

置换液和透析液污染、导管相关性感染是血流感染的主要因素。管道连接、取样、置换液和血滤器更换是外源性污染的主要原因,严格无菌操作是防止感染的主要措施。导管穿刺处的血肿可并发感染,应积极预防。密切监测、及时发现、良好穿刺技术是降低和防止血流感染的关键。

(四)血小板计数降低

一般血流速度越快,血小板黏附越少,因此对血小板计数降低的患者采用高血流量可以降低血小板的黏附。肝素抗凝可导致血小板减少的发生,注意监测。血小板计数降低严重者需中止治疗。

连续性血液净化能清除细胞因子及炎症介质,改善脏器功能,重建免疫系统内环境稳态;同时能纠正电解质紊乱、酸碱平衡失调,为支持治疗创造条件,从而提高危重疾病患者的成活率,成为又一项重要的生命支持措施。但在临床实践中如何更为科学合理地掌握适应证,如何把握治疗时机和治疗剂量,如何减少CRRT治疗过程中营养物质的丢失,如何在此基础上结合机体的个体差异,兼顾同时存在多种疾病及并发症,密切进行血流动力学监测,保证液体平衡、内环境的稳定,从而确定个体化治疗方案,减少并发症的发生仍有待于进一步探索。CRRT只是整体治疗的一种手段,需与其他治疗同时进行,才能提高救治的成功率。

第三节　血　浆　置　换

血浆置换(plasma exchange,PE)是血液净化治疗的一种方法,是将患者的全血分离成血浆和细胞两部分,然后弃掉患者的血浆,把细胞成分和新的正常血浆或等量血浆替代品输回体内,达到清除致病因子的目的。广义的 PE 不但可以分离全血浆,而且可以选择性分离血浆某种成分,即血浆成分分离,可使血浆补充量大大减少。

1914 年,Abel 首次提出了血浆分离设想,他提出如果将流出体外血液中的红细胞回输体内,可以提取大量的动物血浆。第二次世界大战期间,因救治伤员的需求,驱使了技术的进展。1948 年 Cohn 成功研制了世界上第一台离心式血浆分离机,用于血浆产品的制作。但直到 1959 年才用于临床治疗疾病。20 世纪 70 年代末,随着膜式血浆分离装置的出现,该项技术的临床应用日益广泛。

一、原理

临床应用血液净化技术清除循环中的致病因子,达到治疗疾病的目的,而不同的技术有其不同的治疗范围。血液透析的清除作用只限于小分子溶质,血液滤过能增强中分子物质清除力,PE 通过分离血浆以清除血浆中的致病因子,尤其能清除大分子量及与蛋白质和脂质结合的物质,如自身免疫性抗体:IgG 和 IgM 等、循环免疫复合物、异型抗原、补体活化产物、异常增多的低密度脂蛋白、冷球蛋白及游离轻链或重链等各种副蛋白、外源性或内源性循环毒素,包括与蛋白结合的毒素等致病因子。同时,PE 通过输入正常的新鲜血浆,补充了免疫球蛋白、清蛋白、凝血因子、补体、调理因子和其他重要的生物活性物质,使损伤细胞、网状内皮细胞的吞噬功能恢复,达到调节免疫系统的作用。

二、方法和设备

(一)非选择性 PE 术

该法是弃去全部分离出的患者血浆,清除存在于整体血浆中或与蛋白结合的毒性物质,可用单滤过法血浆分离器或离心式血浆分离器完成。

(二)选择性的 PE 术

选择性的 PE 术包括双重滤过血浆分离、冷滤过法、热滤过法等。双重滤过法采用两个孔径大小不同的滤过器,第一个孔径大将血浆与红细胞成分分开;全血浆再经第二个滤器,其孔径较小,分子质量较大的球蛋白、甘油三酯、胆固醇及免疫复合物等成分不能通过而被丢弃,滤出清蛋白等小分子蛋白与红细胞成分混合返回患者体内。冷滤过法用于清除血浆中冷凝集蛋白成分,其方法是先通过离心法或膜分离法分离血浆,血浆从全血中分离后,通过一个温度设定在 4 ℃的装置,冷凝集蛋白和冷凝素在此发生沉淀,再通过相应的滤器滤出,其他的血浆成分重新加温至 37 ℃后回输体内。热滤过法用于清除低密度脂蛋白,操作中先分离血浆,然后将血浆加温至 40 ℃,再用离心法分离,将低密度脂蛋白分离出。

PE 总体分为离心式分离法和膜式滤过法两种。

1.离心分离法

主要原理就是根据血浆各种成分的比重差异,应用血浆分离装置,以不同的离心速度,分离出不同的血液成分,除分离血浆外,还可分离出红细胞、淋巴细胞、单核细胞和血小板,从而达到血液成分分离的目的。其离心设备已由简单的间断离心机,发展到用电脑控制的连续性离心机。用于治疗红细胞增多症、白血病和血栓性疾病等多种疾病。但更多的是用于血库为临床提供血液成分。

2.膜式分离法

膜式分离法是最常用的 PE 方法。关键是分离器,多采用醋酸纤维素膜、聚甲基丙烯酸甲酯膜或聚砜膜所制成的空心纤维型分离器。具有膜材料稳定、生物相容性好和通透性高的特点,膜的孔径为 $0.2 \sim 0.6 ~\mu m$,血浆通过膜孔从全血中滤出,可滤出分子量 $3~000 \times 10^3$ 以下的物质,红细胞成分不能滤过,但并非所有的血浆成分都能滤出。血浆滤过量与血流量成正比,与红细胞比容成反比,并且受跨膜压(TMP)的影响,TMP 很低时,血浆滤过率随 TMP 增加而升高,但TMP 增至一定程度,血浆滤过率不再增加。TMP 一般不应超过 13.3 kPa(100 mmHg),否则可能发生溶血。膜滤器性能的主要指标是筛选系数(SC),是指膜对蛋白分子的渗透情况,可用公式计算:$SC = 2C_f/C_{in} + C_{out}$($C_f$:滤液中蛋白浓度;$C_{in}$:滤器进口的蛋白浓度;$C_{out}$:滤器出口的蛋白浓度)。通常滤器都有标明不同分子量蛋白的筛选系数,SC 等于 1.0,表明滤液中蛋白浓度与血液进口的相同,若 SC 等于 0,则表示该蛋白不能通过滤过膜,在滤出液中不能检出。不同分子量蛋白 SC:清蛋白(66×10^3)>0.95,IgG(150×10^3)是 0.9,IgM(970×10^3)是 0.8,C_3(180×10^3)是0.85,免疫复合物($500 \sim 3~000 \times 10^3$)和冷球蛋白($150 \times 10^3$)等大多数分子量大的物质也能滤出。

血浆置换机:有专用的血浆置换机,现在许多医院应用血液滤过机进行 PE,应用于 PE 机器必须具备 3 个泵,一个为驱动体外循环动力,一个是置换液泵,另一个是滤出液泵。3 个泵必须同时运转。还具有压力、漏血等安全监测报警系统和静脉系统的空气探测器,以及精确的平衡装置。应用血液滤过机进行 PE 时,置换液必须连接在静脉管路上。

三、适应证、禁忌证及不良反应

(一)适应证

目前 PE 已用于治疗疾病达两百多种,对多数疾病来说,PE 不是病因性治疗,只是比药物更有效和更迅速去除致病因子,能够明显改善疾病症状,只能作为一种辅助治疗手段。

1.肾脏及免疫性疾病

在肾脏及免疫性疾病中,PE 最常用于原发性或继发性急进性肾炎、SLE、系统性血管炎、IgA 肾炎、紫癜性肾炎等疾病出现病情进展迅速、伴有进行性肾功能下降、合并肺出血及 SLE 合并狼疮性脑病等,以及需要大剂量糖皮质激素才能控制疾病活动的病例推荐采用 PE 疗法。通过 PE 清除患者体内各种自身抗体和免疫复合物,阻断免疫复合物在肾小球、肾小管和小血管的沉积,可以使急性期症状缓解,血清肌酐水平降低,控制病情进展。大量研究证实早期应用 PE 治疗肺出血肾炎综合征能迅速降低血浆中抗肾小球基膜抗体滴度及其他重要炎症介质的水平、血清肌酐水平,使终末期肾衰竭发生率降低,约 90% 肺出血能得到控制。结节性多动脉炎、皮肌炎、类风湿关节炎等是目前无特殊疗法的疾病。PE 疗法能去除各种自身抗体和免疫复合物,使临床症状改善,适用于激素和免疫抑制剂无效或效果不好又危及生命的重症患者。单独使用 PE 维持时间较短及 PE 降低循环抗体水平后,可通过负反馈机制激活体内致病性 B 细胞分泌更多的自身抗体而产生反跳现象,另外需注意的是,输注血浆可增加自身抗体合成的风险。因此,PE 必须配合免疫抑制剂治疗。

2.移植

在器官移植前清除体内免疫物质和抗淋巴细胞抗体、抗 HLA 抗体等多种异常抗体,以及清除损伤血管内皮细胞上附着的免疫复合物及各种黏附因子等,对减少术后排斥反应和治疗排斥反应有一定作用。移植前多次输血患者易产生细胞毒抗体,对供体移植物有高度敏感性,移植前 PE 可提高成功率。PE 可用于下列多种情况:与供肾 ABO 血型不相容,高敏受体,T 细胞交叉配型阳性,急性体液性或细胞性排斥反应和肾移植术后复发性局灶节段性肾小球硬化等。

3.血液病

溶血性尿毒综合征和血栓性血小板减少性紫癜的患儿进行 PE 治疗可降低急性期病死率和改善远期预后。PE 治疗自身免疫性溶血、高黏稠综合征患儿有效率较高。PE 可清除血友病患者抗Ⅷ因子抗体,对输注Ⅷ因子无效的甲型血友病患者,PE 能达到迅速止血的效果。

4.神经系统疾病

重症肌无力、吉兰-巴雷综合征和多发性硬化等应用 PE 可迅速去除血浆中有害因子,使之对神经组织的损害降至最低限度,从而可以使患者很快脱离危险。

5.急、慢性肝功能衰竭

如急性重症肝炎、药物中毒、手术或创伤、胆汁性肝硬化、肝性脑病等。早期 PE 治疗可以改善症状、缓解病情,但并不能根本治疗疾病本身。

6.家族性高胆固醇血症

该病是因基因突变导致低密度脂蛋白受体缺陷或缺乏所致的常染色体显性遗传疾病。PE 可清除血中的低密度脂蛋白、纤维蛋白原等,降低血液黏度,减轻对内皮细胞的损伤,延缓动脉粥样硬化的进展。

7.甲状腺危象

PE 可以清除体内过多的激素,并供给与甲状腺激素自由结合的血浆蛋白质,稳定病情。

8.中毒

蕈俗称蘑菇,具有很高的食用价值,有的还能药用,但也有些蕈类含有毒素,误食即引起中毒。各种毒蕈所含的毒素不同,引起中毒的临床表现也各异。最严重的毒蕈中毒如白毒伞、鳞柄毒伞等,其所含毒素包括毒伞毒素及鬼笔毒素两大类共 11 种,能直接作用于细胞核,抑制 RNA 聚合酶,并能显著减少肝糖原而导致肝细胞迅速坏死,严重损害人体肝、肾、心和中枢神经系统,严重中毒主要表现为暴发性肝功能衰竭,此型中毒病情凶险,预后极差,食量大者病死率可达 100%。目前无特效解毒剂,PE 治疗有效,还可通过补充血浆蛋白、凝血因子等,帮助损伤细胞的恢复。PE 治疗百草枯、毒鼠强、有机磷类中毒有效。对于毒性强、预后差的中毒应争取尽早采取有效的治疗措施,与血浆蛋白质、血脂结合的毒素应选用 PE 治疗。

9.皮肤病

天疱疮、大疱性类天疱疮是慢性自身免疫性皮肤病,通常采取糖皮质激素和免疫抑制剂治疗。PE可去除天疱疮患者的天疱疮抗体及大疱性类天疱疮患者的抗基膜带抗体,与糖皮质激素冲击疗法相似,是快速缓解临床症状的方法之一,可减少糖皮质激素用量或加快减量。PE疗法对其他免疫性皮肤病如重症牛皮癣也有辅助治疗作用。

10.肿瘤

PE可减少肿瘤细胞的封闭因子,增加肿瘤细胞对化疗药物的敏感性,可用于肿瘤的辅助治疗。临床应用较多的是多发性骨髓瘤,PE清除大量异常的免疫球蛋白和轻链蛋白,能迅速改善骨骼疼痛、贫血、出血、肾功能损害症状。

11.脓毒症和多器官功能障碍综合征的应用

近年一些临床报道应用PE治疗取得疗效。治疗的理论依据是PE非选择性地清除血液中的炎症介质,大量输注新鲜血浆或清蛋白,帮助损伤细胞、网状内皮细胞的吞噬功能恢复。但同时也清除了一些抗炎症因子。在疾病过程中,机体的炎症反应是一持续的过程,除非持续PE,否则不能达到理想的治疗效果。因此PE的应用仍有争议。

(二)禁忌证

有严重活动性出血、休克、循环衰竭、心脑梗死非稳定期和弥散性血管内凝血未得到控制的患者,在治疗过程中对所用药品如肝素、鱼精蛋白等过敏的患者均不宜行PE治疗。严重的全身感染者应慎重应用。

(三)PE不良反应

PE不良反应主要与使用的置换液、抗凝剂和体外循环过程有关。较常见的并发症是变态反应、发热、低血压、低钙血症和感染等。PE过程中胶体渗透压下降或短时间输入大量胶体,可能会加重心力衰竭、肺水肿、脑水肿。输入枸橼酸等抗凝剂有可能导致代谢性碱中毒和高钠血症。短期内多次用清蛋白置换液PE应警惕出血倾向。

四、置换液的种类

PE时为了保持血浆渗透压稳定和防止发生体液平衡紊乱,在分离血浆后要同时补充等量等张的置换液。置换液应符合以下原则:①能保持血浆胶体渗透压正常;②维持水、电解质平衡;③无毒性,对器官组织无损害,不在组织内蓄积;④无病毒感染;⑤无炎性介质,不易引起变态反应;⑥可补充凝血因子和免疫球蛋白。

常用的置换液有以下几种。

(一)新鲜冰冻血浆

新鲜血浆中几乎含有人体血浆中的全部蛋白成分和凝血因子,包括不稳定的第 V 因子和第 Ⅶ 因子。新鲜血浆中蛋白含量 60 g/L,纤维蛋白含量 2～4 g/L,其他凝血因子 0.7～1 IU/mL。由于血浆能够补充各种凝血因子、血浆清蛋白及电解质等多种成分,在临床上较其他置换液应用更广泛。

血浆输入注意事项:应按 ABO 血型相容原则输注;用前应在 37 ℃水浴中逐渐溶化,溶化过程中应不断轻轻摇动,避免局部温度过高;在冰冻和溶化过程中凝血因子活性损失 15%左右;Rh 阴性的血浆不得用于 RH 阳性的患者;因新鲜血浆含有枸橼酸盐,大量迅速地输入可能会导致枸橼酸中毒和低血钙;由于一次应用血浆量较大,应在置换前常规应用防过敏药物。

(二)人血清蛋白

临床常用 20%的人血清蛋白,具体使用时常用生理盐水稀释至 5%左右。使用清蛋白优点是变态反应少,传染疾病概率低;缺点是不含凝血因子、免疫球蛋白及补体等成分,长期使用可导致出血倾向和低 γ-球蛋白血症。可在治疗的最后补充总置换量 20%的新鲜血浆。

(三)血浆代用品

临床上使用的有中分子右旋糖酐、低分子右旋糖酐、羟乙基淀粉等。低分子右旋糖酐可降低全血黏度,改善微循环,较适合高胆固醇血症、骨髓瘤和巨球蛋白血症。其总量不能超过总置换量的 30%。

(四)纯化血浆蛋白分离液(PPF)

PPF 为除掉 α、γ-球蛋白和大部分凝血因子,保留清蛋白和 β-球蛋白的血浆,几乎无感染肝炎和艾滋病的危险。PPF 不含有胆固醇,治疗高胆固醇血症较好。

五、PE 的技术操作要点

(一)建立血管通道

膜式 PE 对血流量的要求不高,0.3 m² 面积膜式置换器推荐血流量在 40～150 mL/min,0.6 m² 面积在 80～250 mL/min,通常 PE 血流量在 50～80 mL/min 时已足够,但最大滤液流量不应超过有效血流量的 30%。血管通路可采用外周静脉直接穿刺置管。婴幼儿也可采用颈内静脉置管或股静脉置管。

(二)抗凝方法

PE过程需抗凝,抗凝方法则视患儿有无出血倾向而定。因肝素在体内与蛋白质结合率较高,也能被PE清除,故需要量高于透析。无出血倾向的患儿可用全身肝素化法,首剂肝素 0.5～0.7 mg/kg 静脉注射,PE 开始后以 0.1～0.15 mg/(kg·h)的速度持续输入,监测凝血酶原时间,使凝血酶原时间维持在正常值 2～2.5 倍。如果患儿有出血倾向,尽量减少肝素用量,根据凝血酶原时间随时调整肝素的追加剂量或采用体外肝素化法。用肝素泵将肝素以 0.25 mg/min 的速率持续注入动脉管道,同时将鱼精蛋白以 0.25 mg/min 的速率注入静脉管道,以中和肝素。应定时测定管路内血液和体内血液的凝血时间,随时调整肝素和鱼精蛋白的剂量。

(三)置换量

置换量的多少直接影响疗效。置换量过多浪费大量置换液,增加治疗费用和不良反应,过少影响疗效。一次小儿的置换量应以 1～1.3 倍血浆量较为合理。按体重计算为 50～100 mL/kg,置换液的输入速度应＜30 mL/min。

(四)置换频度

应根据疾病情况和临床反应决定。血浆交换后,血管内外蛋白浓度达到平衡需要 1～2 天的时间。因此 PE 频度以间隔 1～2 天为宜,连续 3～5 次。

(五)操作注意事项

PE 前先用 40 mg/1 000 mL 浓度的无菌肝素生理盐水预冲洗,排出滤器内气泡,预冲洗程序应按照所使用的血浆滤过系统及机器的随附说明。PE 结束时须用生理盐水回血。

六、PE中监护和处理

PE 过程中体外循环分流了部分血液量加上血浆丢弃的量,血浆蛋白减少,胶体渗透压下降,儿童比成人更容易发生低血压,如发生低血压可把血液流速减慢,降低血浆的置换量并补充血容量,维持血浆渗透压。对于症状性低血压,立即输入生理盐水、50%葡萄糖或 3%氯化钠。胶体渗透压下降可引起肺水肿、脑水肿,短时间输入大量胶体,也会加重心力衰竭、肺水肿、脑水肿,因此应及时查找原因,如胶体渗透压下降所致,应降低血浆的置换量并及时补充胶体;如为输入置换液过快引起,可调快血浆的置换量。变态反应与血浆含有各种变应原有关,轻者更换置换液种类,给予抗组胺剂、肾上腺皮质激素及钙剂;重者可出现过敏性休克,一旦发生立即终止 PE。血浆如有致热原可导致患儿在 PE 过程中出现发热。另外,体外循环、血管通路留置管感染也可引起发热,应注意无菌操作,由致热原引起者可给予退热药,必要时给予糖皮质激素及抗生素治疗。多次进行 PE 的患儿可出现低钙血症,可给予葡萄糖酸钙静脉注射。

第四节　血　液　灌　流

血液灌流(hemoperfusion,HP)是血液借助体外循环,通过血液灌流器中具有特殊吸附功能的吸附剂,吸附血液中的有毒物质,然后将净化后的血液回输体内的一种治疗过程,以达到去除患者血液中内源性或外源性毒物和致病物质的目的。它是血液净化学的重要组成部分,不仅对重症毒物、药物中毒有良好的疗效,而且亦可用于许多慢性、顽固性和疑难性疾病的治疗。HP 有两种方式:全血灌流,血浆灌流或血浆吸附。

一、设备和原理

(一)血泵

仅用一台血泵作为驱动体外循环动力,便可进行 HP 治疗。目前国内已有专用 HP 机,由于其具有压力、气泡、液位等安全监测系统和血液保温、抗凝剂溶液自动推注装置,提高了 HP 的安全性。使用血液滤过机也可以进行 HP。

(二)灌流器

外型呈圆柱形或梭形,有些顶端为圆锥形,这样能使灌流器无效腔最小,阻力最低,其容量通常可载100～300 g 的吸附剂。灌流器分两类:①可弃式灌流器外壳为塑料,已装好吸附剂并已消毒密封,使用一次后弃去,不能复用,价格较贵,但操作简单、方便、安全,临床多用。②复用式灌流器外壳由玻璃或不锈钢制成,两端均有不锈钢丝网,防止吸附剂的颗粒脱落进入血流。用前将包裹好的吸附剂装入罐中,留有 1/5 的空隙,一般装活性炭 150～300 g,再用 121 ℃高温高压蒸汽消毒 30 分钟,或用 γ 射线消毒。此类廉价,但操作复杂,易漏血漏气,临床已少用。

(三)吸附剂和原理

1948 年,Muirhead 和 Reid 首先应用阴离子交换树脂和阳离子交换树脂混合进行 HP 动物试验,清除双肾切除犬血液中的尿素氮,由于出现抽搐、呼吸衰竭,导致试验终止。此后的 20 多年,多国学者不断探索,从阴离子交换树脂到活性炭 HP,证实了对清除药物有效和清除肌酐、尿酸、胍类、吲哚有效,改善了尿毒症患者神经系统和消化系统症状,减轻了心包炎。但早期的交换树脂 HP 实验常发生发热、溶血、电解质紊乱和裸露的活性炭直接与血液接触,导致了红细胞、白细胞及血小板的破坏,微粉脱落引起微栓塞等严重并发症而不得不停止。直到 1968 加拿大的张明瑞教授应用清蛋白火棉胶半透膜包裹活性炭 HP,有效防止了溶血、血小板计数减少和炭颗粒脱落等弊端,该项技术的应用促进了 HP 技术和临床应用的迅速发展。随着吸附材料和包裹技术的不断改进,包括天然物质改性或再生而制成的天然膜如(甲壳素、醋酸纤素等),合成的高分子聚合膜如改性聚乙烯醇,以及在吸附剂的表面及孔的内表面包裹上一层半透膜的微囊技术等。目前,不同性质吸附材料有几大类数十个品种,根据疾病的不同需要可以选择不同吸附材料。常用的吸附材料是活性炭、树脂、炭化树脂、离子型吸附剂和免疫吸附剂等。

1.活性炭

活性炭是天然的高分子物质,制备原料主要有植物性木质原料如木屑、果核、糠醛渣等;煤炭原料如无烟煤、弱黏煤、褐煤等几乎所有的煤;石油原料如石油炼制过程中的含碳产品及废料;其他如旧轮胎、动物骨、蔗糖等。通过高温、氧化、炭化、活化等复杂过程而制成。活性炭的吸附能力主要取决于活性炭的微孔结构。在电子显微镜下所见,活性炭是由纵横交错的孔隙组成,按照孔隙半径的值分为微孔(2 nm 以下)、中孔(2~50 nm)和大孔(50 nm 以上)。微孔是主要的吸附部分,中孔和大孔是溶质扩散的通道。无数的微孔形成了巨大的比表面积,活性炭比表面积高达 $1\,000\ \mathrm{m^2/g}$,具有很强的吸附能力。活性炭吸附呈非特异性,对许多有机物都有吸附能力,对小分子物质如药物、毒物和肌酐、尿酸、胍类、吲哚等中分子物质,具有很高的清除率,也能够清除部分大分子物质,但与蛋白结合的物质清除较差。对尿素、钠、钾、氯、磷、氢离子和水没有清除作用。影响其吸附性能主要是孔隙的物理结构和孔表面的化学结构,其中活性炭的表面积和孔径分布是主要参数,表面化学特性也有一定的影响。影响吸附的因素:①比表面积,比表面积越大吸附率越高;②溶质分量子大小,分子越小吸附率越高,分子越大吸附率越低;③分子结构,直链比支链分子结构的溶质容易吸附;④温度,温度降低吸附率降低,通常 HP 温度在 37~38 ℃;⑤体外循环速度,血流越慢吸附率越高;⑥pH,pH 降低利于带负电荷溶质的吸附,反之,利于带正电荷溶质的吸附。

2.树脂

树脂是另外一种应用较广的合成高分子医用吸附剂。分为离子交换树脂和吸附树脂两大类。由带极性基团单体制成的为离子交换树脂。离子交换树脂对血液电解质平衡有一定影响,吸附量低,临床少用。吸附树脂是具有大孔结构和很高比表面积的坚硬球状聚合物,是用单体采用聚合法聚合而成。其骨架结构主要有苯乙烯、丙烯酸酯、丙烯腈、异丁烯等,致孔剂有甲苯、石蜡、汽油、煤油、聚乙烯醇等,分散剂有明胶、聚乙烯醇、混合分散剂等,交联剂有二乙烯苯、丙烯腈等。由于骨架不同树脂极性也不同。根据致孔剂的不同,所得到的吸附剂的孔径不同。在树脂合成过程中通过调节树脂孔径至特定区间、调整树脂分子基团极性,达到相对特异性吸附目的。其吸附能力主要取决于三维网状结构的分子筛作用和树脂分子基团与被吸附物质间的亲和力,对分子结构中具有亲脂疏水基团或苯环等环状结构的中大分子具有很高的吸附能力,如胆红素、芳香族氨基酸,有机磷农药吸附率高。在制备过程中也可通过调节孔径和比表面积而改变吸附效果,以及通过改变体系的亲水和疏水平衡条件而改变吸附性质,引起吸附的增加和解吸。目前吸附树脂的比表面积可达 $900\sim1\,300\ m^2/g$,因此,对有机物具有较大的吸附能力。它有不溶于任何酸、碱、有机溶剂,加热不熔及具有弹性结构等特点,因此化学稳定、机械强度高、不易脱落。树脂吸附剂经包膜后生物相容性更好。

炭化树脂是合成树脂经过炭化而制成,具有树脂和活性炭的双重性质,机械强度高,克服活性炭的微粒脱落和血液相容性差的缺点,而且又能够调节孔径分布,吸附谱广,吸附能力更强,对水溶性的极性物质和脂溶性物质均有很好的吸附性能。

3.阳离子型吸附剂

阳离子型吸附剂是在吸附剂表面载有阳离子的功能基团,如固定多黏菌素的纤维载体,聚乙烯酰胺、二乙烯二胺等阳离子基团,包裹琼脂糖、纤维素珠和树脂等,可吸附血液中带阴离子的物质(如内毒素等)。

4.免疫吸附剂

免疫吸附剂是将特定的高度单一的抗原或抗体物质作为配基,采用特殊包膜技术固定于吸附材料载体上制成免疫吸附柱,通过免疫反应的原理或理化作用,从血液中特异性吸附并除去与免疫反应有关的致病因子。配体与吸附对象(致病因子)之间具有特异性的亲和力,这种亲和力可以是生物性的,如抗原抗体结合;也可以是物理化学性的,如静电结合。固定配体的吸附材料称为载体,常用的有炭化树脂、琼脂糖凝胶、丙烯酸胺凝胶等。临床已应用的 DNA 免疫吸附剂,是以球型碳化树脂为载体材料,用特殊包膜固定 DNA 作为系统性红斑狼疮(SLE)患者体内致病物质抗 DNA 抗体的抗原,特异性识别和结合抗 DNA 抗体、抗核抗体及其免疫复合物,从而达到清除人体内致病性免疫活性物质,治疗 SLE 的目的。

近年来,医用高分子吸附剂迅速发展,一批血液相容性好、吸附容量高、高选择性或高特异性的吸附剂,如尿毒素吸附剂、胆红素吸附剂、活性免疫吸附剂、低密度脂蛋白吸附剂、多黏菌素 B 吸附剂和蛋白 A 吸附柱等,已陆续应用于临床,HP 的适应证进一步扩大。

二、HP 用途和适应证

(一)中毒

HP 是抢救大多数严重药物和毒物中毒首选的一种血液净化方法。HD 适用于清除水溶性,不与蛋白或血浆其他成分结合的及伴酸中毒如醇类(甲醇、乙二醇)、水杨酸、含锂、溴化合物等药物或毒物中毒。对相当大部分毒物和药物来说,HP 的清除效果最好,对分子量较大、脂溶性较高的药物和毒物的清除,HP 的清除效果比 HD 佳。尤其是以镇静、安眠药类中毒引起的昏迷首选 HP 治疗。HP 能吸附的药物和毒物有:①巴比妥类,苯巴比妥、异戊巴比妥、环乙烯巴比妥、布塔巴比妥、司可巴比妥、硫喷妥钠、司可巴比妥等;②非巴比妥类催眠镇静药类,地西泮、甲丙氨酯、甲喹酮、导眠能、硝西泮等;③抗精神失常药,奋乃静、氯丙嗪等;④水杨酸盐和解热镇痛药,阿司匹林、对乙酰氨基酚、非那西丁等;⑤心血管药,地高辛、奎尼丁等;⑥除草剂、杀虫剂、灭鼠药,有机磷类、氟乙酰胺、毒鼠强、百草枯等;⑦其他,茶碱类、糠醛、抗癌药等。

在已知灌流器对引起中毒的药物或毒物有吸附作用的前提下,尤其是医疗单位受条件限制未有条件检测毒物浓度时,临床上应根据患者情况抓紧抢救时机,只要具备以下指征之一,在没有绝对禁忌证时,应争取尽早选择血液净化治疗:①临床中毒症状严重,出现抽搐、昏迷等神经系统症状或多器官损伤;②经积极对症处理和常规解毒措施无效或无解毒药,病情仍有进行性加重;③伴有肝、肾等解毒脏器的功能障碍;④已知产生延迟性毒性的毒物中毒,如百草枯,尚未出现严重临床中毒症状;⑤根据中毒物毒性大小及既往经验,对毒性大、预后差的毒物中毒,如毒伞素、鹅膏菌素、敌草快等,即使浓度低也应考虑 HP 治疗。如临床上患者同时有两种或两种以上毒物中毒,可能它们彼此有协同作用,即使其当时浓度尚未达中毒量时也应考虑 HP。

(二)尿毒症

HP 可有效清除尿毒症血液中的尿酸、酚、吲哚、肽类及多种中分子物质,并对一些与中分子毒物有关症状,如尿毒症周围神经炎、心包炎等起到治疗作用。但由于 HP 不能清除尿素、水和电解质,因而临床不能单独用于尿毒症的治疗。

(三)肝性脑病

HP 后血浆中氨、假性神经传导递质、芳香族氨基酸等浓度明显下降,使支链氨基酸与芳香氨基酸的比例增加,同时血浆 Na^+,K^+-ATP 酶的抑制物减少,胆红素水平下降,体内的内毒素、肿瘤坏死因子、白介素等炎症介质降低,从而达到治疗肝性脑病的目的。与尿毒症一样,肝性脑病是多因素所致,HP 只能改善症状,不能解决所有问题,HP 治疗肝性脑病主要用于暴发性肝功能衰竭Ⅲ级,可提高存活率。

(四)败血症

通过活性炭、树脂非选择性吸附毒素或固定多黏菌素 B 和固定抗内毒素抗体的新型吸附剂特异地吸附内毒素,治疗败血症休克。

(五)风湿、免疫性疾病

如 SLE、风湿性关节炎、过敏性紫癜、变应性脉管炎等。通过血液灌流免疫吸附法吸附 SLE 患者血中病理性抗 DNA 抗体及其免疫复合物,达到血液净化和治疗目的。

(六)海洛因成瘾

采用 HP 治疗海洛因成瘾,可使戒断症状消失,患者脱瘾,又能协助脏器功能恢复,是一种有效、安全、简便的戒毒方法。

(七)其他

HP 技术还可用于治疗高脂血症、重症胰腺炎、牛皮癣、透析相关性骨病、重症肌无力、吉兰-巴雷综合征等。

三、HP 的不良反应

灌流器内吸附剂的不同,对红细胞破坏程度也不同,活性炭如包膜充分,血液相容性好,HP 中抗凝治疗好,血小板计数下降低于 10%。如果活性炭包膜不充分或不包膜,血小板计数下降率达 $40\%\sim60\%$。树脂吸附柱灌流血小板计数下降率较低,在高危患者 HP 时最好选用。除血小板计数下降外,HP 中还可吸附某些活性因子如纤维蛋白原,以及抗凝药物的应用,也是造成或加重出血的原因,HP 前应检查患者有否活动性出血。如果血小板计数低于 $30\times10^9/L$,应输注血小板,并给予泼尼松龙。HP 的吸附作用和抗凝作用,可导致体内一过性激素、微量元素、芳香族氨基酸、血糖和血钙的降低,但 HP 短期的治疗不会对身体造成影响,如长时间 HP 应考虑补充丢失的营养物质。HP 能够清除很多药物如抗生素、升压药等,治疗时应注意补充。如果吸附剂的生物相容性差,可引起畏寒、发热,甚至血压下降。由于炭颗粒未包裹或包裹差引起炭颗粒脱落形成栓子栓塞等。

HP 虽有一些不良反应,但只要严格掌握适应证和禁忌证,治疗中严密观察并及时处理,积极纠正不利因素,可避免严重并发症的发生。

四、小儿 HP 几点技术问题

(一)血管通路的建立

外周血管直接穿刺是大多数医院特别是基层医院建立儿童临时性血液净化血管通道比较常用的方法,其操作比较容易,价格也相对便宜,适用于年龄比较大的儿童,新生儿、婴儿、危重症循环衰竭患儿应选择中心静脉(股静脉、颈内静脉及锁骨下静脉)。国内有学者报道,经颈内静脉置管的血流量优于股静脉置管,导管留置时间长于股静脉置管,相关并发症少于股静脉置管。

血流缓慢不影响 HP 的吸附率,因此 HP 中血流量要求不高,但血流速度太慢容易发生血泵不运转和灌流器内凝血,通常成人 HP 的血流量 $100\sim150\ mL/min$,儿童 $3\sim5\ mL/(kg\cdot min)$。

(二)抗凝剂

HP 中由于血液与活性炭的接触,较其他血液净化方法更容易发生凝血。因此,充分和安全抗凝是保证血液灌流顺利的关键。普通肝素是目前最常应用的抗凝剂。HP 前应常规测试管凝血时间,灌流过程中应每隔 $0.5\sim1$ 小时测 1 次,使体外循环凝血时间保持在 $45\sim60$ 分钟。若患儿有出血倾向,应使用体外肝素化的方法,或者根据白陶土部分凝血活酶时间和活化全血凝血时间,调节肝素用量,使凝固时间延长限制在 20% 以内的小剂量肝素化,必要时用鱼精蛋白中和肝素。儿童 HP 时,肝素首剂用量 $0.5\sim0.7\ mg/kg$,HP 中用 $0.2\sim0.3\ mg/(kg\cdot h)$维持,在 HP 结束前 30 分钟可停用。用量应小于成人的剂量。

低分子肝素从普通肝素衍变而来,具有半衰期长,抗凝作用强,对活化的部分凝血活酶时间、凝血酶时间影响小,较少引起出血的特点,目前成为临床上用于血液灌流的理想抗凝剂,近年来已应用于成人患者中,患儿尚需探索其应用剂量和经验。

(三)HP 中监护和处理

HP 中应严密监测各项生命体征、血流情况和有无空气栓塞。低血压是儿童 HP 中最可能发生的并发症。HP 开始时,由于部分血液分流到体外循环,有效循环量下降,特别是小儿有效循环血量低于成人,体外循环回路预充容量占有效循环量比例较大,将对患儿循环产生较大的影响,引起血压下降。因此,患儿有休克时先抗休克治疗,待血压稳定后再行 HP,心力衰竭者应先抗心力衰竭。年龄小或有贫血者,于 HP 治疗开始先用生理盐水或同型血浆或全血预充,可预防低血压发生。在 HP 过程中发生低血压,应减慢血流量,去枕平卧,扩充血容量(如补充液体),若使用升压药,应在静脉端注入。

HP 中注意动静脉压,如动脉压低压报警,应注意动脉穿刺针或留置导管有无抵住血管壁或阻塞,及时调整穿刺针或留置导管位置或重新穿刺。动脉压上限报警提示灌流器内阻力增大,可能有凝血倾向,及时添加肝素。静脉低压报警提示血流量不足,灌流器凝血;高限报警可能是除泡器内凝血、滤网阻塞。对于没有监护装置的 HP,应密切观察是否有血流量不足或灌流器凝血。血流减慢、分层是肝素用量不足或灌流器早期凝血的征兆,可用生理盐水冲洗灌流器及管道,补充肝素用量。动脉除泡器凹陷提示动脉压低,血流量不足,注意有无动脉穿刺位置不当、动脉管道扭曲折叠或患儿血压下降。如动脉除泡器变硬、膨胀,血液进入除泡器侧管,提示动脉压过高,灌流器凝血。静脉除泡器变硬、膨胀提示静脉压过高、除泡器内凝血、滤网阻塞或静脉管道折叠。

HP 开始 0.5~1 小时内如患儿出现寒战、发热、血小板和粒细胞计数下降提示吸附剂生物相容性差,可静脉注入地塞米松或苯海拉明,吸氧,一般不需中断灌流。如出现胸闷、呼吸困难,则考虑炭粒栓塞,马上停止 HP 并采取吸氧和其他相应措施。

(四)HP 操作注意事项

HP 前灌流器先用 5% 葡萄糖 500 mL 预冲洗,再用 40 mg/2 000 mL 浓度的肝素生理盐水冲洗,以除去吸附剂可能脱落的颗粒,同时使吸附剂充分湿化并驱除灌流器的空气可减少微粒栓塞和空气栓塞的机会。用葡萄糖溶液冲洗的目的是防止在 HP 过程中出现血糖被吸附剂吸附而发生低血糖,部分葡萄糖溶液被吸附,使溶液变为低渗介质,可能引起溶血。因此,一定要遵循该步骤。

灌流器冲洗先以 50 mL/min 的流量,当冲洗液缓慢充满灌流器并从静脉管道流出时,血泵调到200~300 mL/min 流量。当冲洗液剩下 200 mL 时,把静脉管道与该瓶盐水连通,用 50 mL/min 的流速循环10分钟。在冲洗过程中,如有炭粒冲出,说明活性炭灌流器破膜,应立即更换。

把灌流器垂直固定支架上,置于相当于患儿心脏水平位,动脉端向下,静脉端向上,接通动、静脉管道并连接动、静脉穿刺针,开动血泵。HP 结束时,将灌流器倒过来,即动脉端向上、静脉端向下,用生理盐水回血。但对于有些吸附能力不强的树脂最好用空气回血,避免被吸附的物质重新解吸再释放入血。

因灌流器内吸附剂有饱和性,每次 HP 时间以 120 分钟为宜。HP 前后如有条件需定时做毒物定量分析,对中毒严重和中毒时间长者,尤其脂溶性、体内分布容量大的中毒病例,可能在 HP 后组织的内毒素重新释放入血,再次使降低的血浓度回升,中毒症状再次出现,应重复 HP 治疗 2~3 次,间隔时间 4~6 小时。严密监测临床症状至病情稳定。

HP 设备简单,操作容易,适用于各级医疗单位和现场急救。

第三章

肾小球疾病

第一节　IgA 肾病

一、概要

　　IgA 肾病(IgA nephropathy)是 1968 年由法国学者 Berger 和 Hinglais 首先描述和命名的,其特征是肾活检免疫病理显示在肾小球系膜区以 IgA 为主的免疫复合物沉积,以肾小球系膜增生为基本组织学改变,因此也称为 Berger 病(Berger disease)。IgA 肾病是一种常见的原发性肾小球疾病,其临床表现多种多样,主要表现为血尿,可伴有不同程度的蛋白尿、高血压和肾脏功能受损,是导致终末期肾脏病的常见的原发性肾小球疾病之一。某些系统性疾病,如过敏性紫癜性肾炎、系统性红斑狼疮、干燥综合征、强直性脊柱炎、关节炎、疱疹样皮炎、酒精性肝硬化、慢性肝炎等疾病也可导致肾小球系膜区 IgA 沉积,称为继发性IgA 肾病。

　　IgA 肾病的发病机制迄今尚未阐明。多种因素参与 IgA 肾病的发生及进展。研究证实系膜区 IgA 沉积物主要以多聚体 IgA_1($pIgA_1$)为主,多聚 IgA_1 在肾小球系膜区沉积,触发炎症反应,引起 IgA 肾病的发生和发展。目前认为IgA_1 分子的糖基化异常可造成 IgA_1 自身聚集或被 IgG 或 IgA 识别形成免疫复合物,这一过程可能是 IgA 肾病发病的始动因素,而遗传因素可能参与或调节上述发病或进展的各个环节。IgA_1 分子的合成、释放及其在外周血中的持续存在,与系膜细胞的结合及沉积、触发的炎症反应是 IgA 肾病"特异"的致病过程,而其后的炎症反应所致的肾小球细胞增生、肾小球硬化、肾小管萎缩和间质纤维化是所有肾小球疾病进展的共同通路。

二、诊疗

(一)诊断要点

1.临床表现

IgA 肾病临床表现多种多样,可以呈各种肾小球疾病的临床表现,最常见的临床表现为发作性肉眼血尿和无症状性血尿和/或蛋白尿。

(1)发作性肉眼血尿:见于 40%～50% 的患者,表现为一过性或反复发作性,常发生在上呼吸道感染(少数伴有肠道或泌尿道感染等)后几小时或 1～2 天内出现,故曾有人称之为"感染同步性血尿"。

(2)无症状镜下血尿伴或不伴蛋白尿:30%～40% 的患者表现为无症状性尿检异常,多为体检时发现。这部分患者的检出与所在地区尿检筛查和肾活检的指征密切相关。由于疾病呈隐匿性,多数患者的发病时间难以确定。该部分患者其临床预后并非一定为良性,有条件的地区应当及早进行肾活检,以便以便早期诊断。

(3)蛋白尿:IgA 肾病患者不伴血尿的单纯蛋白尿者非常少见。多数患者表现为轻度蛋白尿,10%～24% 的患者出现大量蛋白尿,甚至肾病综合征,尤其在东方人中多见。

(4)高血压:成年 IgA 肾病患者中高血压的发生率为 20%,起病时即有高血压者不常见,随着病程的进展高血压的发生率增高。IgA 肾病患者可发生恶性高血压,多见于青壮年男性,表现为头晕、头痛,视力模糊,恶心呕吐,舒张压 17.3 kPa(130 mmHg),眼底血管病变在 III 级以上,可伴有急性肾衰竭和/或心力衰竭、急性肺水肿,若不及时处理可危及生命。

(5)急性肾衰竭:IgA 肾病患者发生急性肾衰竭常见于以下 3 种情况。①急进性肾炎综合征:患者多有持续性血尿或肉眼血尿,大量蛋白尿,肾功能进行性恶化,可有水肿和高血压及少尿或无尿,肾活检病理示广泛新月体形成(属于 II 型急进性肾小球肾炎)。②急性肾炎综合征:表现为血尿、蛋白尿,可有水肿和高血压,出现一过性的肾衰竭,但血肌酐很少≥400 μmol/L,肾脏病理光镜下表现与急性链球菌感染后肾小球肾炎相似,以毛细血管内皮细胞增生为主要病变。③大量肉眼血尿:可因血红蛋白对肾小管的毒性和红细胞管型阻塞肾小管引起急性肾小管坏死,多为一过性,有时临床不易察觉。

(6)慢性肾衰竭:大多数 IgA 肾病患者在确诊 10～20 年后逐渐进入慢性肾衰竭期。部分患者第 1 次就诊即表现为肾衰竭,同时伴有高血压,既往病史不详或从未进行过尿常规检查,有些患者因双肾缩小而无法进行肾活检确诊。慢性肾衰竭起病的患者在成年人中远较儿童常见。

(7)家族性 IgA 肾病:家族史调查 3 代以上,所有家庭成员均经过尿筛查或肾功能检查,家族性 IgA 肾病是指同一家族中至少有 2 个血缘关系的家庭成员经肾活检证实为 IgA 肾病;若家族中有一个明确诊断为 IgA 肾病,其他家庭成员有持续的镜下血尿、蛋白尿、慢性肾小球肾炎或无其他原因的肾功能减退,但未经病理证实,则定义为可疑的家族性 IgA 肾病。在 IgA 肾病患者亲属中进行家族史调查和尿筛查是非常重要和必要的。目前一般认为家族性 IgA 肾病约占全部 IgA 肾病的 10%,家族性 IgA 肾病患者的临床表现及病理改变与散发性 IgA 肾病相似。

2.实验室检查

迄今为止,IgA 肾病尚缺乏特异性的血清学或实验室诊断性检查。30%～50%患者会出现血清 IgA 升高;有研究显示血清 IgA_1 糖基化缺陷可能作为 IgA 肾病诊断血清标志,其敏感度为 76.5%,特异度为 94%;但有待建立国际统一的测定方法。

3.病理学检查

肾组织病理及免疫病理检查是 IgA 肾病确诊的必备手段。特征的免疫病理表现是以 IgA 为主的免疫球蛋白在肾小球系膜区呈颗粒状或团块状弥漫沉积,常伴补体 C_3 沉积。光镜下病变类型多种多样,主要表现为弥漫性肾小球系膜细胞增生,系膜基质增加,还可多种病变同时存在,包括肾小球轻微病变、系膜增生性病变、局灶节段性病变、毛细血管内增生性病变、系膜毛细血管性病变、新月体性病变及硬化性病变等。电镜检查可见肾小球系膜细胞增生、系膜基质增加并伴有大团块状电子致密物沉积。

(二)鉴别诊断

IgA 肾病临床表现多种多样。结合临床表现需与以下疾病鉴别。

1.链球菌感染后急性肾小球肾炎

典型表现为上呼吸道感染(或急性扁桃体炎)后出现血尿,感染潜伏期为 1～2 周,可有蛋白尿、水肿、高血压,甚至一过性氮质血症等急性肾炎表现,初期血清 C_3 下降并随病情好转而恢复,部分患者 ASO(抗链球菌溶血素 O 试验)水平增高,病程为良性过程,多数患者经休息和一般支持治疗数周或数月可痊愈。

2.非 IgA 系膜增生性肾小球肾炎

我国发生率高,约 1/3 患者表现为肉眼血尿。临床与 IgA 肾病很难鉴别,须靠免疫病理检查区别。

3.过敏性紫癜性肾炎

该病与 IgA 肾病病理、免疫组织学特征完全相同。临床上除肾脏表现外,还可有典型的皮肤紫癜、黑便、腹痛、关节痛、全身血管炎改变等。过敏性紫癜性肾炎与 IgA 肾病是一种疾病的两种不同表现或为两种截然不同的疾病,尚存在较大的争论。目前两者的鉴别主要依靠临床表现。

4.遗传性肾小球疾病

以血尿为主要表现,遗传性肾小球疾病主要有薄基膜肾病和遗传性肾炎。前者主要临床表现为持续性镜下血尿(变形红细胞尿),肾脏是唯一受累器官,肾功能长期维持在正常范围;后者是以血尿、进行性肾功能减退直至终末期肾脏病、感音神经性耳聋及眼部病变为临床特点的遗传性疾病。肾活检病理检查是明确和鉴别 3 种疾病的主要手段,电镜检查尤为重要。此外,肾组织及皮肤Ⅳ型胶原 α 链检测乃至家族的连锁分析对于鉴别家族性 IgA 肾病、薄基膜肾病和遗传性肾炎具有重要意义。

5.肾小球系膜区继发性 IgA 沉积的疾病

慢性酒精性肝病、血清学阴性脊椎关节病、强直型脊柱炎、赖特综合征(非淋病性尿道炎、结膜炎、关节炎)、银屑病关节炎等,肾脏免疫病理可显示肾小球系膜区有 IgA 沉积,但肾脏临床表现不常见,不难与 IgA 肾病鉴别。此外,狼疮性肾炎、乙肝病毒相关肾炎等虽然肾脏受累常见,但肾脏免疫病理除有 IgA 沉积外,还伴有多种免疫复合物沉积,临床多系统受累和免疫血清学指标均易与 IgA 肾病鉴别。

(三)治疗策略

由于 IgA 肾病病因不清,发病机制未明,而且由于该病临床、病理表现的多样化及预后的异质性,目前尚缺乏统一的治疗方案。

一般治疗原则:①感染可以刺激和诱发 IgA 肾病急性发作,因此 IgA 肾病治疗首先应当积极治疗和去除可能的皮肤黏膜感染,包括咽炎、扁桃体炎和龋齿等。②严格控制血压,对于蛋白尿＞1 g/d 的患者,血压控制目标为16.7/10.0 kPa(125/75 mmHg)以下,蛋白尿＜1 g/d 患者,血压控制目标为 17.3/10.7 kPa(130/80 mmHg)以下。③尽可能地积极控制蛋白尿水平,力争蛋白尿＜1 g/d。

根据循证医学证据的治疗原则:近年来随着循证医学的进展,根据循证医学证据制定 IgA 肾病治疗方案的观念越来越受到广大医师的重视。基于目前循证医学研究的成果,对于 IgA 肾病治疗中常用的有关血管紧张素转换酶抑制剂

(angiotensin converting enzyme inhibitor，ACEI)/血管紧张素Ⅱ受体阻滞剂 (angiotensin Ⅱ receptor blocker，ARB)、糖皮质激素(简称激素)、免疫抑制的治疗原则推荐如下。

(1)ACEI/ARB:对于蛋白尿>0.5 g/d 的患者或存在高血压[17.3/10.7 kPa (130/80 mmHg)]IgA 肾病患者均应当加用 ACEI/ARB 类药物治疗(A 级建议)。合理应用该类药物的治疗包括限制盐摄入量(<6 g/d),可配合利尿剂如氢氯噻嗪 12.5～25 mg/d;足量使用 ACEI/ARB 制剂,在血压耐受范围内加用常规剂量2 倍以上,例如雷米普利 10 mg/d、贝那普利 20 mg/d、氯沙坦100 mg/d和缬沙坦 160 mg/d 以上剂量;联合 ACEI/ARB 类药物有助于降低患者蛋白尿水平。

(2)经上述 ACEI/ARB 治疗后蛋白尿持续>1 g/d 的患者,建议加用激素治疗 6～8 个月(A 级建议)。一项长达 10 年的前瞻性随机对照试验证实了激素对 IgA 肾病患者降低蛋白尿和保护肾功能疗效,此后来自我国和意大利的 2 项随机对照试验研究进一步证实了对于蛋白尿持续>1 g/d 的患者联合激素和 ACEI 在降低蛋白尿和保护肾功能方面均优于单纯 ACEI 治疗(A 级研究)。

(3)对于进展性 IgA 肾病(血肌酐 133～250 μmol/L 或血肌酐每年升高超过 10%)并且病理上肾小球硬化不超过 50%的患者,可以用激素联合环磷酰胺治疗:泼尼松 40 mg/d 并在 2 年内减至 10 mg/d,环磷酰胺 1.5 mg/(kg·d)治疗 3 个月后给予硫唑嘌呤 1.5 mg/(kg·d)治疗 2 年,能够很好延缓肾衰竭的进展 (A 级研究)。

(4)其他免疫抑制剂的应用。①霉酚酸酯:目前来自我国和西方的关于霉酚酸酯在 IgA 肾病中的随机对照试验研究结果尚存在争议,而且对于已有肾功能受损即肾小球滤过率<60 mL/(min·1.73 m²)的患者,激素联合霉酚酸酯可能会引起迟发型重症肺炎,包括肺孢子菌肺炎,应当小心监测。②激素联合硫唑嘌呤:来自欧洲的一项涉及 207 名 IgA 肾病患者(蛋白尿>1 g/d,血肌酐 <2 mg/dL)多中心研究表明,激素联合硫唑嘌呤在降低蛋白尿和保护肾功能方面并不优于单纯使用激素治疗。③环孢素 A:在 IgA 肾病中应用环孢素 A 虽然能够降低蛋白尿,但是可能加速肾衰竭,因此临床并不推荐。

(5)特殊类型 IgA 肾病治疗:①对于呈肾病综合征且病理类型轻微的 IgA 肾病,通常大多数学者认为该类患者为微小病变肾型病合并 IgA 沉积,其治疗方式及对激素反应和微小病变肾型病相同。②新月体性 IgA 肾病:新月体出现提示 IgA 肾病病变活动,其治疗应当参照Ⅱ型急进性肾小球肾炎治疗,应当强化免疫抑制治疗,即激素冲击联合环磷酰胺。

(6)其他治疗措施:①扁桃体切除,绝大多数研究表明扁桃体切除可能有助于减轻血尿、蛋白尿的急性发作,而对肾功能保护作用尚有争议,缺乏前瞻性研究。②深海鱼油:来自美国的前瞻性随机对照研究表明采用鱼油 6～12 g/d 对于进展性 IgA 肾病具有肾功能保护作用;然而上述研究并未被其他研究所证实,荟萃分析表明对于 IgA 肾病应用鱼油并无益处。

第二节 肾病综合征

一.肾病综合征的诊断

肾病综合征指各种原因所致的大量蛋白尿(＞3.5 g/d)、低白蛋白血症(＜30 g/L)、水肿和/或高脂血症的临床综合征,是肾脏疾病中十分常见的、治疗时非常棘手的临床综合征。肾病综合征可分为原发性、继发性和遗传性疾病3 大类(也有学者将遗传性归入继发性),可由多种不同病理类型的肾小球疾病导致。

符合肾病综合征诊断标准后,首先应寻找、排除和/或确定其可能的病因。原发性肾病综合征的诊断,必须认真排除各种病因所致的继发性肾病综合征和遗传性疾病所致肾病综合征后方可成立。常见的继发性肾病综合征的病因有糖尿病肾病、狼疮性肾炎、过敏性紫癜性肾炎、肾淀粉样变、乙肝病毒相关性肾炎、新生物相关性肾小球疾病、肥胖相关性肾病和某些药物(如非甾体抗炎药)等。儿童肾病综合征患者应特别注意除外遗传性疾病(如遗传性肾炎、先天性肾病综合征等),老年肾病综合征患者则应着重排除代谢性疾病和新生物相关性肾小球疾病。

对于肾病综合征患者要认真排除遗传性疾病所致的肾病综合征,特别是儿童患者,更应认真询问和调查家族史,了解可能的遗传方式,必要时应做连锁分析及致病基因的定位。临床上较为常见的遗传性肾炎患者有 30%～40% 呈现肾病综合征。近年来对足细胞分子结构的深入研究,也进一步证实了某些肾病综合征与基因突变相关,例如先天性肾病综合征芬兰型是由 NPHS1 基因突变所致,某些激素抵抗型肾病综合征是由 NPHS2 基因突变所致。此外,近年的研究也证实了遗传性淀粉样变的存在,并已发现了相关的突变基因。排除遗传性因素已经成为诊断原发性肾病综合征必须完成的步骤,尽管对遗传性肾脏病所致的肾病综合征治疗多无有效方法,但明确诊断后对避免盲目过度治疗、预防后天加重肾损害因素、提供遗传咨询均有益。目前对散发性、无家族史又无特异性病理表现的患者诊断较难。遗传性肾炎基因突变并无热点,对其致病基因定位步骤较为复杂、冗长,故临床难以常规开展。国内对遗传性肾脏病的诊断和研究与国际先进水平尚有较大差距。

二、原发性肾病综合征的治疗

(一)治疗原则

原发性肾病综合征的治疗原则主要有以下几条:①根据不同病理类型及病变程度制订治疗方案。肾病综合征主要的病理类型有微小病变肾型病、系膜增生性肾小球肾炎、膜性肾病、局灶节段性肾小球硬化和系膜毛细血管性肾小球肾炎。各种病理类型的治疗反应、肾功能损害进展及缓解后复发的差异甚大,以不同病理类型及病变程度为主要依据制订治疗方案,是现代肾脏病学肾小球疾病治疗领域中的重要进展。②肾病综合征治疗目前仍以激素或激素加细胞毒药物为主线,原则上应在增强疗效的同时最大限度地减少不良反应。在激素存在禁忌证的情况下,必要时可考虑单独使用细胞毒药物。总之,应结合患者的年龄、肾小球疾病的病理类型、肾功能情况、是否存在相对禁忌证等,有区别地制订个体化的治疗方案。③肾病综合征治疗不仅要减轻、消除患者的临床症状,还要努力防治和减少感染、血栓栓塞、蛋白质及脂肪代谢紊乱等严重并发症。④努力保护肾功能,防治或延缓肾功能的恶化是肾病综合征治疗的重要目标。

(二)免疫抑制治疗方案

我国在肾病综合征治疗中激素的使用原则是:①起始足量,常用药物为泼尼松 1 mg/(kg·d),口服 8 周,必要时可延长至12周。②缓慢减药,足量治疗后每2~3 周减少原用量的10%,当减至 20 mg/d 左右肾病综合征易反复,应更缓慢减量。③长期维持,最后以最小有效剂量(10 mg/d)再维持半年左右。这一传统的治疗方案在长期临床实践中取得了良好的疗效,也为我国广大肾脏病学者所接受。近年来,一系列循证医学的结果对我国传统的治疗方法带来了极大的冲击、挑战和思考,针对不同的病理类型,目前循证医学提出的治疗方案,可简要归纳如下。

1.微小病变肾型病

常对激素治疗敏感,初治者可单用此方法治疗;因感染、劳累而短期复发者,去除诱因后病情不缓解,可继续用激素治疗;疗效差或反复发作者应合用细胞毒药物,力争达到完全缓解并减少复发的目的。足量应用激素 4～6 周后,剂量应减半,总疗程约为 6 个月。环磷酰胺疗效不佳时,环孢素可作为 A 级推荐的二线治疗药物进行替代治疗。

2.膜性肾病

对于本病的治疗,目前有较多争议。根据循证医学的结果,目前已有如下共识:①单用激素无效,必须应用激素联合细胞毒药物(常用环磷酰胺、苯丁酸氮芥)的治疗方式。效果不佳的患者可试用环孢素,一般用药应在半年以上,也可与激素联合应用。②早期膜性肾病的治疗效果相对较好,若肾功能严重恶化,血肌酐＞354 $\mu mol/L$ 或肾活检显示严重间质纤维化,则不应给予上述治疗。③激素联合细胞毒药物治疗的对象主要为有病变进展高危因素的患者,如严重、持续性肾病综合征,肾功能减退和肾小管间质存在较重的可逆性病变等。反之,则建议先密切观察 6 个月,控制血压并应用 ACEI 或血管紧张素 Ⅱ 受体阻滞剂(ARB)以降低尿蛋白,如病情无好转再接受激素联合细胞毒药物治疗。另外,膜性肾病易发生血栓、栓塞等并发症,应给予积极防治。

3.局灶节段性肾小球硬化

既往认为本病治疗效果不好,循证医学结果显示约 50% 患者应用激素治疗有效,但显效较慢,建议应用足量泼尼松治疗[1 mg/(kg·d)]3～4 个月。上述足量激素治疗 6 个月后无效,称之为激素抵抗。激素治疗效果不佳者可试用环孢素。多数顶端型局灶节段性肾小球硬化激素治疗有效,预后良好。塌陷型局灶节段性肾小球硬化应用激素治疗反应差,进展快,多于两年内进入终末期肾衰竭。其余各型局灶节段性肾小球硬化的预后介于两者之间。肾病综合征能否缓解与预后密切相关,缓解者预后好,不缓解者 6～10 年内超过半数患者进入终末期肾衰竭。

4.系膜毛细血管性肾小球肾炎

本病疗效差,长期足量激素治疗可延缓部分儿童患者的肾功能恶化。对于成年患者,目前没有激素和细胞毒药物治疗有效的证据。临床研究仅发现口服 6～12 个月的阿司匹林(325 mg/d)和/或双嘧达莫(潘生丁)(50～100 mg,每天3次)可以减少尿蛋白,但对延缓肾功能恶化无作用。

5.IgA 肾病

肾功能正常者单独给予激素治疗肾病综合征常能缓解,肾功能可维持稳定。肾功能轻、中度受损(血肌酐每年升高 8%～10%,估计 10 年内发展为终末期肾病者)则需激素及细胞毒药物联合应用,以减少尿蛋白,延缓肾功能恶化。依据提出的"不能折返点"的观点,血肌酐$>265~\mu mol/L(3~mg/dL)$、病理呈慢性病变时,应按慢性肾衰竭处理,不主张再积极应用激素或加用细胞毒药物、ACEI 或 ARB 治疗。

上述循证医学研究中,除对局灶节段性肾小球硬化治疗提倡延长足量激素治疗时间外,其余如微小病变肾型病、膜性肾病和 IgA 肾病所引起的肾病综合征的治疗,足量激素给药时间和/或减量速度、维持时间均较我国肾病综合征的传统治疗方法明显缩短。此外,循证医学研究结果还显示,环孢素 A(多与激素联合使用)对微小病变肾型病、膜性肾病、局灶节段性肾小球硬化等具有良好的疗效,环磷酰胺等细胞毒药物对上述疾病疗效不佳时,可选择环孢素 A 作为较好的二线治疗药物替代治疗。

尽管上述循证医学研究结果绝大部分来自西方国家,但值得从中借鉴,应结合自己经验进一步实践,再进行科学总结分析。应该指出的是循证医学研究往往是面对群体、面对疾病的普遍性问题,对个体化问题、特异性问题则较少分析和深入阐述。故循证医学并非包罗万象,应用中要避免生搬硬套,尽量依据患者的具体情况,实施个体化治疗。

(三)新型免疫抑制剂的治疗探索

近年来不少新型免疫抑制剂已经开始应用于临床,对于肾小球疾病,特别是原发性肾病综合征和狼疮性肾炎,已显示出良好的治疗前景。

1.环孢素

能选择性抑制 T 辅助细胞及 T 细胞毒效应细胞,已作为二线药物用于激素及细胞毒药物治疗无效的难治性肾病综合征。常用量为每天每千克体重 4～5 mg,分 2 次空腹口服,服药期间需监测血药浓度并维持其血药浓度最低为100～200 ng/mL。服药 3～6 个月后缓慢减量,疗程为半年至 1 年。不良反应有肝肾毒性、高血压、高尿酸血症、多毛及牙龈增生等。由于环孢素 A 价格较昂贵、不良反应较多且停药后易复发,使其应用受到限制。近年的研究结果显示,在难治性肾病综合征中,环孢素 A 对微小病变肾型病、膜性肾病的疗效优于局灶节段性肾小球硬化,对系膜毛细血管性肾小球肾炎基本无效。

2.吗替麦考酚酯

吗替麦考酚酯在体内代谢为吗替麦考酚酸,后者为次黄嘌呤单核苷酸脱氢酶抑制剂,抑制鸟嘌呤核苷酸的经典合成途径,选择性抑制 T 细胞、B 细胞,通过抑制免疫反应而发挥治疗作用。起始期常用量为 1.5~2.0 g/d,分 2 次空腹口服,共用 3~6 个月;维持期常用量为 0.5~1.0 g/d,维持 6~12 个月。吗替麦考酚酯已广泛用于肾移植后排异反应。近年一些报道表明,该药对部分难治性肾病综合征有效,尽管尚缺乏大宗病例的前瞻对照研究,但已受到广泛重视。该药价格较昂贵。服药后常有轻度胃肠反应,尽管已有引起严重贫血和白细胞计数下降的个例报道,但是总体骨髓及肝脏的不良反应均较轻。值得注意的是,吗替麦考酚酯可引起严重感染,包括病毒、细菌、真菌及卡氏肺囊虫感染,严重时威胁生命。

3.他克莫司

他克莫司为具有大环内酯结构的免疫抑制剂。该药物和体内 FK506 结合蛋白-12 结合形成复合物,抑制钙调磷酸酶的活性,进而抑制 T 细胞钙离子依赖型信息传导,抑制主要起排异作用的细胞毒性淋巴细胞的生成。该药物抑制 T 细胞活化及 Th 细胞依赖型 B 细胞增生,并抑制 IL-2、IL-3、γ 干扰素等淋巴因子的活化和白介素-2 受体的表达。作为强抗排异药物,他克莫司已用于肝、肾等器官移植,国内已经将其试用于难治性肾病综合征的治疗。常用诱导剂量为4~6 mg/d,分 2 次空腹口服,持续半年;常用维持剂量为2~4 mg/d,维持时间为半年。血药浓度最低应维持在5~10 ng/mL。至今尚无大规模治疗肾病综合征的循证医学实验,初步治疗结果已经显示出良好的降低尿蛋白疗效。尽管其不良反应相对较轻,但可引起肾毒性、高血糖、高钾血症、高血压、神经毒性和原发性肥大性心肌病等不良反应,应予以重视。

4.来氟米特

来氟米特是一种有效的治疗类风湿关节炎的免疫抑制剂,其通过抑制二氢乳清酸脱氢酶活性,阻断嘧啶核苷酸的生物合成,从而达到抑制淋巴细胞增殖的目的。目前来氟米特也正在试用于狼疮性肾炎和难治性肾病综合征的治疗,对于难治性肾病综合征的治疗结果有待进一步总结。

(四)ACEI 和/或 ARB 治疗

大量蛋白尿是肾病综合征的最核心的临床表现,可引发肾病综合征的其他临床表现和一系列并发症。此外,持续性大量蛋白尿本身可导致肾小球高滤过,加重肾小管-间质损伤,加速肾小球硬化,是影响肾小球病预后的重要因素。故减少尿蛋白是肾病综合征治疗中的关键,也是有效阻止或延缓肾功能恶化的关键。近年来,ACEI 和/或 ARB 常用作肾病综合征患者减少尿蛋白的辅助治疗。研究证实,ACEI 和/或 ARB 除具有降压作用外,还有减少尿蛋白(可达 30%～50%)和延缓肾损害进展的肾脏保护作用。其肾脏保护作用的主要机制包括对肾小球血流动力学的特殊调节作用(扩张入球和出球小动脉,但对出球小动脉扩张作用强于入球小动脉)、降低肾小球内高压力、高灌注和高滤过,以及非血流动力学作用(抑制细胞因子,减少细胞外基质的蓄积),延缓肾小球硬化及肾间质纤维化发展。为减少肾病综合征患者尿蛋白并治疗高血压,常可配合激素应用或于缓解期单独使用。要达到减少尿蛋白的目的,应用剂量常需高于常规的降压剂量。肾病综合征患者应用强利尿剂后或在血容量显著不足的情况下,应避免应用或慎用 ACEI 和/或 ARB,以免引起急性肾衰竭。肾功能不全患者应用 ACEI 和/或 ARB 要防止高血钾,血肌酐＞264 μmol/L(3 mg/dL)时务必在严密观察下谨慎使用,掌握好适应证和应用方法,检测血肌酐及血钾水平,防止严重不良反应的发生。

(五)小结、评价及展望

综上所述,依据肾脏病病理类型和病变程度权衡利弊,进行针对性治疗,是肾病综合征治疗中基本的也是最重要的进展。不少新型免疫抑制剂作用强、不良反应相对较少,为肾病综合征治疗带来了更多选择,ACEI 和/或 ARB 的临床应用,不仅成为肾病综合征治疗中减少尿蛋白的重要辅助治疗,也为延缓肾功能损害提供了重要手段。大量循证医学临床治疗的结果给肾病综合征传统、经验的治疗方案带来了启示、思考和冲击,值得借鉴、实践和总结。应该说,近年来肾病综合征的治疗取得的进展令人鼓舞。

尽管肾病综合征的治疗取得了很大进展,但还没有根本性突破,治疗手段仍主要局限于激素联合细胞毒药物的模式中,不少病理类型和病变程度较重者并没有取得良好的治疗效果,而且激素和多数细胞毒药物不良反应较多,有时比较严重,肾病综合征的治疗仍然任重而道远。唯有深入阐明肾小球疾病的发病机制和大量蛋白尿的原因,预防、阻断并应用更有针对性的药物干预免疫炎症过程的不同环节,才能提高疗效,减少治疗的不良反应,取得事半功倍的效果。

鉴于肾小球肾炎是不同的和/或多元性的免疫性肾损伤的发病机制,近年来国内外学者提出了多靶点免疫抑制治疗理论,并在如重症狼疮性肾炎治疗中取得了不良反应少、疗效显著的良好效果。在肾病综合征治疗中也值得采用。

目前有关肾病综合征治疗的循证医学实验结果绝大多数来源于西方国家,

由于种族、地理环境和生活习惯等方面的差异,使其结果在我国的影响和应用受到限制。期待我国能有更多大规模、多中心的随机双盲临床研究结果来指导肾病综合征治疗,只有这样才能使我国肾病综合征的治疗得到不断的提高和创新。

三、继发性肾病综合征的治疗原则

继发性肾病综合征的治疗应包括以下 2 个方面:①对原发性疾病的治疗;②对肾病综合征及其并发症的治疗。

原发性疾病和肾病综合征及并发症的治疗应依据轻重缓急,从整体考虑,制订分阶段或同时治疗的个体化方案。继发性肾病综合征的治疗可粗略分为以下几种情况:①原发性疾病治愈或控制后肾病综合征可随之缓解或好转,如新生物相关性肾小球疾病、乙肝病毒或丙肝病毒相关性肾炎、肥胖相关性肾小球疾病和非甾体抗炎药相关性肾病综合征等,应首先或重点治疗原发性疾病,当原发病得到治愈或控制后,肾病综合征多数情况下可以好转、缓解甚至痊愈。②原发性疾病与肾病综合征治疗方案一致,积极治疗,原发性疾病与肾病综合征可同时缓解,肾功能损害可得到逆转,如狼疮性肾炎Ⅲ型或Ⅳ型病变活动者、抗中性粒细胞胞质抗体相关性小血管炎肾损害早期等。③肾病综合征一旦出现,治疗极为困难,肾损害进展迅速,如糖尿病肾病一旦发展为肾病综合征时,治疗十分棘手,临床上大多只能对症处理,病情进展往往较快,最终进入终末期肾衰竭,故早期治疗并控制原发性疾病很重要。④原发性疾病已停止发展,但是肾脏疾病仍持续存在并进展,如过敏性紫癜性肾炎等,其疗效主要取决于受累肾脏的病变的类型、病变程度,并与治疗时机和治疗方法的密切相关。

对继发性肾病综合征,要注意原发性疾病治疗可能对肾脏造成的损害,如肿瘤化疗引起高尿酸血症可带来肾损害,应用环孢素治疗系统性红斑狼疮可造成肾间质纤维化和肾血管损害等。此外,还要警惕对原发性疾病进行检查时可能造成的肾损害,常见的如造影剂对肾脏造成的损害。

随着医学发展,新的治疗方法不断涌现,从前一些认为无法治疗的继发性肾病综合征现在也已有了较好的治疗前景,例如,静脉应用高剂量左旋苯丙氨酸氮芥配合自体干细胞移植,即 HDM/ASCT 方案,治疗原发性肾淀粉样变;应用肝移植治疗甲状腺素转运蛋白肾淀粉样变,以及纤维蛋白原肾淀粉样变等遗传性淀粉样变。但是,上述治疗国内尚欠缺经验,今后应严格选择合适病例,进行多科协作,开展上述治疗,以不断总结经验,提高疗效。

四、肾病综合征的常见并发症

肾病综合征的常见并发症包括感染、血栓和栓塞、急性肾衰竭、高脂血症、内分泌功能异常,以及水、电解质失衡等。所有这些并发症的发生都与肾病综合征的核心表现——大量蛋白尿具有内在联系。此外,感染还可能与导致肾病综合征的免疫功能异常相关,水、电解质失衡也有病变肾脏的原发性水钠潴留参与。由于这些并发症常使患者的病情复杂化,影响治疗效果,甚至危及患者生命,因此,对于它们的预测、诊断及防治也是肾病综合征诊治领域非常重要的组成部分。

一般而言,肾病综合征越严重、持续时间越长,肾病综合征患者发生并发症的概率会越高,表现会越重。另外,由于构成肾病综合征的疾病不同,使得并发症的发生率与临床表现存在一定差别。

以下将着重介绍感染、急性肾衰竭、血栓和栓塞、脂肪代谢紊乱和甲状腺功能减退5种严重并发症。

(一)感染

在激素及抗生素合理有效使用以前,感染是肾病综合征的常见并发症,是患者死亡的主要原因。随着医学的进展,目前由于感染所致的患者死亡情况早已明显下降,新的相关医学文献也较少,但在临床实际工作中感染仍然是我们需要警惕和面对的重要问题。特别是在应用免疫抑制剂治疗肾病综合征患者中,感染常常关系到患者的治疗效果和整体预后,处理不好仍然会导致患者死亡。

肾病综合征患者感染的发生主要与以下因素有关:①大量蛋白尿导致免疫球蛋白及部分补体成分从尿液中丢失,如出现非选择性蛋白尿时 IgG 的大量丢失,主要见于肾小球滤过屏障受损严重的肾小球疾病。②参与肾病综合征发生的免疫系统异常,如在微小病变肾型病患者中可以比较普遍地观察到 Th_1 细胞下调和 Th_2 细胞上调,这种失衡可能进一步造成 T 细胞及免疫球蛋白功能异常而使患者容易发生感染。已有证据表明此类患者血液中 IgG 常降至非常低的水平,而且,肾病综合征缓解后,血液中 IgG 需要较长时间才能恢复正常。本病的蛋白尿是选择性蛋白尿,尿中 IgG 丢失不多,且血中与 IgG 分子量接近的 IgA、IgE 并无降低,均支持低 IgG 血症不是由蛋白从尿液中丢失所致。进一步研究发现,患者血中 IgG_1、IgG_2 下降,IgG_3、IgG_4 正常或升高,这是由 IgG 产生异常造成的。③使用激素和/或其他免疫抑制治疗。

常见的感染为呼吸道感染、皮肤感染、腹泻、尿路感染和腹膜炎,有一项儿科的较大宗病例文献报道,上述感染占比分别为 29.3％、27.0％、13.5％、12.5％ 和 10.8％。病原微生物有细菌(包括结核分枝杆菌)、真菌、病毒、支原体和卡氏肺囊虫等。

有关预测肾病综合征患者感染并发症的临床研究还很缺乏,从常识来看肾病综合征严重程度和其用激素及免疫抑制剂后能否较快缓解对于预计感染的发生有一定帮助。一项儿科的报道提供了佐证:若患儿发病时血浆清蛋白<15 g/L,其发生感染的相对危险度是高于此值患儿的 9.8 倍。因此,尽快使肾病综合征缓解是预防感染发生的关键。一项日本的成人肾病综合征报道表明,感染发生率达 19％,其危险因素:血清 IgG<33.3 mmol/L,血肌酐>176.8 μmol/L。

需要注意,由于有的肾病综合征患者已应用激素及免疫抑制剂进行治疗,其感染的临床表现可能不典型,如患者可无明显发热,白细胞计数升高也容易被误认为是由于应用激素所引起的,因此,对感染要保持高度的警惕,应定期进行主动排查。

感染的预防应注意:①注意饮食卫生、口腔护理及皮肤清洁,可以常规使用抑制细菌及真菌的漱口液。②激素及免疫抑制剂使用时要严格规范适应证、药量及疗程。③免疫调节剂的使用:儿科的小宗前瞻对照研究表明,胸腺素或静脉注射丙种球蛋白可以减少感染,成人没有此类研究,但可从中借鉴,确切疗效还有待进一步证实。④肺炎链球菌疫苗及预防性使用抗生素目前没有循证医学证据,故不主张常规使用。要指出的是若使用激素及免疫抑制剂的患者发生了较严重的感染,应将这些药物尽快减量或暂时停用,因为它们不但阻碍有效控制感染,使感染进一步加重,而且合并感染时治疗肾病综合征的疗效也大多不好。

(二)急性肾衰竭

肾病综合征患者发生急性肾衰竭的原因主要有以下几类:①严重的低白蛋白血症导致血浆胶体渗透压下降,患者有效血容量不足,肾灌注量下降,导致肾前性急性肾衰竭。②肾小球本身病变,如新月体性肾小球肾炎、重症急性肾小球肾炎等。③药物引起的肾小管、肾间质病变。④严重的肾静脉主干血栓。⑤病因不明的特发性急性肾衰竭。

特发性急性肾衰竭最常见于微小病变肾型病,病因不清,某些病例可能与肾间质水肿压迫肾小管和/或大量蛋白管型阻塞肾小管有关。这类急性肾衰竭常见于微小病变肾型病和局灶节段性肾小球硬化患者,少见于膜性肾病。患者的临床特点:年龄较大,平均 58 岁,尿蛋白量大,多超过 10 g/d,血浆清蛋白低,常

<20 g/L,平均在肾病综合征发病后 4 周出现急性肾衰竭,大多数患者治疗后肾功能可恢复,但所需时间较长,平均约为 7 周。

鉴于肾病综合征合并急性肾衰竭的上述特点,我们对于预测和预防急性肾衰竭的发生应注意:①对于急骤起病的肾病综合征,或者重度的肾病综合征,应注意观察有效循环血容量。出现血红蛋白增高、直立性低血压、血尿素氮升高重于血肌酐升高,常提示患者有效循环血容量不足。这样的患者最好避免使用ACEI 或 ARB,否则会加重肾脏缺血,甚至诱发急性肾衰竭。肾病综合征患者使用利尿剂剂量不可过大,患者利尿期使用 ACEI 或 ARB 要小心,注意监测肾功能。②肾病综合征患者要注意避免应用肾毒性药物。使用胶体液(低分子右旋糖酐或羟乙基淀粉)扩容利尿时,一定要掌握好适应证(尿量<400 mL/d 禁用)、用量及疗程。③出现不易解释的急性肾衰竭,且突然出现明显血尿(为均一红细胞血尿)时要注意查找肾静脉血栓。临床详细检查仍不能确诊时应及时进行肾穿刺,通过病理检查及时明确诊断。④老年人已有肾脏退行性变,对他们应更密切监测肾功能,警惕肾损害及急性肾衰竭的发生。

肾病综合征患者出现急性肾衰竭后,应根据不同病因予以相应处理,此处不再赘述。另外,需要加强对患者的支持治疗。如果已到达急性肾衰竭的透析指征,应该及时进行血液净化治疗,以维持生命,为治疗赢得时间。

(三)血栓和栓塞

肾病综合征并发血栓、栓塞的发生率为 10%～42%,常见肾静脉血栓、肺栓塞和其他部位深静脉血栓。动脉血栓较为少见,但危险性大,如冠状动脉、脑动脉血栓。血栓和栓塞的发生率主要与肾病综合征的严重程度、肾小球疾病的种类有关,但检测手段的敏感性也影响本病的诊断。

肾病综合征易合并血栓、栓塞的原因主要有血小板活化、凝血及纤溶系统异常、血液黏稠度增高。临床观察发现较多的肾病综合征患者的血小板数量增加,血栓素及血管假性血友病因子增加。与正常人比较,患者的血小板易聚集并被激活。内源性抗凝物质随大量蛋白尿丢失,其主要成分抗凝血酶Ⅲ(AT-Ⅲ)及C 蛋白、S 蛋白的血浓度下降;低白蛋白血症刺激肝脏蛋白合成,导致血中凝血因子Ⅱ、Ⅴ、Ⅶ、Ⅷ、Ⅹ升高;肾病综合征患者纤溶酶原水平下降,纤溶酶原激活物抑制物-1(plasminogen activator inhibitor-1,PAI-1)升高,与蛋白尿程度具有相关性。上述变化导致血栓易于形成而不易被溶解。血液黏稠度增高也是肾病综合征患者易合并血栓的参与因素,这包括血液浓缩、高脂血症、高纤维蛋白原血症等。

肾小球疾病的病理类型也与血栓、栓塞并发症有关:膜性肾病的发生率最高,为29%～60%,明显高于微小病变肾型病和局灶节段性肾小球硬化(约为20%),并易发生有临床症状的急性主干血栓、栓塞并发症(如肾静脉、肺血管主干),原因至今未明。

因此,综合以往的研究,对于肾病综合征并发血栓、栓塞具有临床预测价值的指标是:①病理类型为膜性肾病;②血浆清蛋白<20 g/L;③尿蛋白>10 g/d;④高纤维蛋白原血症;⑤低血容量。

血栓、栓塞并发症的临床表现可以非常隐匿,以肾静脉血栓为例,多数患者没有明显的临床症状。因此,要对患者进行认真细致地观察,不放过任何一点可疑线索,以减少漏诊。包括双侧肢体水肿不对称,提示水肿较重的一侧肢体有深静脉血栓的可能;胸闷、气短、咯血,提示肺栓塞;腰痛、明显的血尿、B超发现一侧肾肿大,以及其他不能解释的急性肾衰竭,提示肾静脉血栓。在诊断方面,多普勒超声有助于发现肾静脉血栓和其他深静脉血栓,具有方便、经济和无损伤的优点,但这一检查的准确性较大程度依赖于操作者的技术水平。肺通气灌注扫描是诊断肺栓塞较为敏感、特异的无损伤性手段。磁共振及CT也可为诊断提供帮助,前者的准确度还有待进一步研究核实,后者则需要造影剂,可能损伤肾脏。血管造影是诊断的金标准,发现血栓后还可以局部溶栓,缺点是有创伤性。

肾病综合征并发血栓、栓塞的治疗至今没有严格的随机分组的前瞻性对照研究,目前的治疗主要基于小样本患者的治疗观察和直接的临床经验,包括如下3个层面。

1.没有并发血栓、栓塞时的预防性抗凝治疗

比较公认的做法是当患者血浆清蛋白<20 g/L时开始抗凝治疗,当肾病综合征经治疗好转,血浆清蛋白>25 g/L时停止。抗凝药物常采用肝素、低分子肝素皮下注射,以及口服华法林。口服华法林时应将凝血酶原时间的国际标准化比值(international normalized ratio,INR)控制在1.5～2.0。对于膜性肾病的肾病综合征患者是否应采取常规抗凝治疗目前存在争议,但一组以既往患者为对照的研究表明,使用低分子肝素可以减少此并发症的发生。我们据此结合临床实际(膜性肾病患者此并发症发生率高,并存在较高的肺栓塞病死率)建议对膜性肾病的肾病综合征患者适当放宽和延长抗凝治疗。

2.已并发血栓、栓塞时的抗凝治疗

借鉴特发性深静脉血栓治疗中的几组大宗随机对照研究结果,建议:①长程抗凝,肾病综合征缓解后应继续3～6个月;②口服华法林较为经济、安全和方

便;③监测 INR,调整华法林剂量使 INR 控制在 1.5～2.0。

3.溶栓治疗

对于影响血流动力学的肺动脉主干或主要分支的栓塞,目前倾向于溶栓治疗。对于肾静脉血栓,目前缺乏循证医学的有力证据,国内外仅有少量没有对照组的临床观察,建议可试用尿激酶静脉注射(10 万～25 万 U/d,7～14 天),或者经肾动脉导管局部溶栓。

(四)脂肪代谢紊乱

高脂血症是肾病综合征的表现之一,统计表明约有 80% 的肾病综合征患者存在高胆固醇血症、低密度脂蛋白升高及不同程度的高甘油三酯血症。高脂血症不仅可以进一步损伤肾脏,而且还使心脑血管并发症的发生率增加。研究表明肾病综合征患者心肌梗死和冠心病病死率分别是正常人的 5.5 倍、2.8 倍。因此,合理有效地控制血脂也是肾病综合征治疗的重要组成部分。

肾病综合征合并高脂血症的原因目前尚未完全阐明,根据已有的研究,目前的主要观点是高胆固醇血症发生的主要原因是由于脂蛋白在肝脏的合成增加,而在周围循环中的分解减少。大量蛋白尿时,血浆清蛋白水平下降,血管内胶体渗透压下降,刺激肝脏增加合成以载脂蛋白-B100 为主的各种脂蛋白,胆固醇合成的限速酶羟甲基戊二酰辅酶 A(HMG-CoA)还原酶活性增加,外周促进胆固醇清除的卵磷脂胆固醇酰基转移酶活性下降,从而导致高胆固醇血症。高甘油三酯血症则主要由于分解代谢障碍所致,肝脏合成增加为次要因素。卵磷脂胆固醇酰基转酰酶也参与甘油三酯的降解,在肾病综合征患者中观察到此酶与另一个重要的代谢酶——脂蛋白脂酶的活性下降,导致了甘油三酯的分解减少。

在肾病综合征患者高脂血症的治疗方面,我们的主要观点是:①应该限制脂质摄入,但单纯的限制大多不能满意地控制血脂。②肾病综合征缓解才能从根本上解决高脂血症,因此,对于激素治疗反应好的类型,如微小病变肾型病,应力求使肾病综合征快速缓解,而不急于使用降脂药物,使患者面临不必要的不良反应。③若肾病综合征不能在短期内缓解,则应予以药物降脂治疗。以高胆固醇血症为主要表现者,应选用 HMG-CoA 还原酶抑制剂,即他汀类药,如普伐他汀 10～40 mg/d,每晚睡前服。不良反应方面应重点注意肝功能及肌肉损害(严重者可出现横纹肌溶解)。目前已有循证医学证据表明他汀类药物具有通过降脂和非降脂途径保护肾功能的作用。以高甘油三酯血症为主要表现者,应选用氯贝丁酯类药,如吉非贝齐 0.3～0.6 g,每天 2 次,用药期间注意监测肝功能。

(五)甲状腺功能减退

肾病综合征患者中有相当一部分可以表现为血清甲状腺素水平下降,主要是由于与甲状腺素结合的甲状腺结合球蛋白及清蛋白从尿液中大量丢失造成的。以往的观察表明,约 50% 的患者血中的总 T_3、T_4 下降,但游离 T_3(FT_3)、游离 T_4(FT_4)及促甲状腺激素浓度正常,患者处于轻度的低代谢状态,可能有利于在肾病综合征状态时的良性调整,避免过度消耗能量,因此不需要干涉。

但个别患者可有甲状腺功能减退的临床表现,以致使本来激素敏感的病理类型使用激素治疗不能获得预期效果。这时需要仔细监测患者的甲状腺功能,若 FT_3、FT_4 下降,特别是促甲状腺激素升高,在认真排除其他病因导致的甲状腺功能减退后,给予小剂量的甲状腺素治疗(左甲状腺素 $25\sim50~\mu g/d$),常可以改善患者的一般情况和对激素的敏感性。虽然这种治疗方法目前尚缺乏循证医学证据,但在临床实践中可以取得一定的实际效果。这一经验治疗方法还有待今后进一步临床验证和总结。

第三节　特发性膜性肾病

膜性肾病为病理学诊断名词,其病理特征为弥漫性肾小球基膜增厚伴上皮细胞下免疫复合物沉积。膜性肾病可分为特发性膜性肾病和继发性膜性肾病两大类,继发性者多由自身免疫性疾病、感染、肿瘤、药物等引起,病因未明者称为特发性膜性肾病。特发性膜性肾病是中老年人原发性肾病综合征的最常见疾病,国外报道占成人原发肾病综合征的 20%~40%,在我国特发性膜性肾病发病率稍低,占原发性肾小球疾病的 10%~15%,但是近年来其发病率已显著增高。

特发性膜性肾病多在 40 岁后发病,男性居多(男女比例约为 2∶1),儿童少见。本病临床上起病缓慢,以蛋白尿为主要表现,60%~80% 患者呈现肾病综合征,少数患者(约占 40%)伴随镜下血尿,无并发症时不出现肉眼血尿。特发性膜性肾病的自然病程差别较大,约 25% 患者可自发缓解,也有 30%~40% 的患者能在起病 5~10 年内进展至终末期肾病。

一、特发性膜性肾病发病机制的研究现状

目前认为,特发性膜性肾病是器官特异性自身免疫性足细胞病。循环中的自身抗体与足突上的靶抗原结合形成免疫复合物沉积在上皮下,激活补体系统,诱发肾小球毛细血管壁损伤,出现蛋白尿。近50余年,随着研究深入,人们对特发性膜性肾病发病机制的认识已取得了很大进展。

(一)足细胞靶抗原成分

1956年,Mellors和Ortega首次报道通过免疫荧光检查,在膜性肾病患者肾组织切片中发现免疫复合物呈现在肾小球毛细血管壁中。从此开启了对膜性肾病发病机制的探索历程。几十年来,人们对膜性肾病致病抗原认识过程大致经历了如下几个阶段。

1959年Heymann等利用大鼠近端肾小管刷状缘的组织成分Fx1A免疫大鼠制作成功人类特发性膜性肾病模型,即Heymann模型,并在血液中找到含有Fx1A的免疫复合物,所以当时认为特发性膜性肾病是由循环中的Fx1A抗原与抗体形成免疫复合物沉积于肾小球致病。1978年,Couser等运用抗Fx1A的IgG抗体灌注分离的大鼠肾脏,重复出Heymann模型的病理表现,免疫荧光检查见IgG沿肾小球毛细血管壁呈细颗粒样沉积,电镜检查可见电子致密物广泛沉积于肾小球上皮细胞下及足突裂孔上,提示Fx1A在肾小球中形成的原位免疫复合物也能致病。

1983年Kerjachki等发现存在于大鼠足细胞表面及近端肾小管刷状缘上的致病抗原成分是糖蛋白megalin(原称为GP330)。megalin为跨膜糖蛋白,由4600个氨基酸组成,其胞外区N端的小糖化片段可能是其抗原决定簇。1990年又发现第二个抗原成分,即受体相关蛋白,它能结合于megalin上。试验显示当循环抗体与足细胞表面的megalin及受体相关蛋白结合后,即能形成上皮下原位免疫复合物致病。但是遗憾的是megalin在人类足细胞上并不表达,甚至与megalin结构相似的抗原也未能发现。

对于人类膜性肾病致病抗原研究的重大进展起始于2002年Debiec等对同种免疫新生儿膜性肾病的研究,患此病的新生儿出生时即出现肾病综合征,肾活检证实病理类型为膜性肾病。Debiec等在患儿足细胞的足突上发现了中性肽链内切酶,并首次证实它是导致人类膜性肾病的自身抗原。研究发现,此类患儿的母亲均为先天性中性肽链内切酶缺乏者,而其父亲正常,故母亲在妊娠过程中即会产生抗中性肽链内切酶抗体,该抗体可以透过胎盘与胎儿肾小球足细胞上的

中性肽链内切酶结合,形成原位免疫复合物,激活补体生成 C_5b-9,损伤足细胞,导致膜性肾病发生。但是此抗原是否也参与成人特发性膜性肾病的发病,并不清楚。

2009 年 Beck 等通过检测特发性膜性肾病患者的血清,发现 $75\%\sim80\%$ 的患者血清 M 型磷酸酯酶 A2 受体(phospholipase A2 receptor,PLA2R)抗体阳性,而在继发性膜性肾病、其他肾小球疾病和正常人的血清中此抗体为阴性。后来,又有学者从特发性膜性肾病患者肾小球沉积的免疫复合物中分离出了 PLA2R 抗体,而 V 型狼疮性肾炎和 IgA 肾病患者的肾组织却无此抗体。上述研究均表明抗 PLA2R 抗体为特发性膜性肾病所特有。PLA2R,这一人类肾小球足细胞上具有丰富表达的蛋白成分,目前已备受关注,已明确它是人类膜性肾病的另一个重要自身抗原。

有学者提出醛糖还原酶、超氧化物歧化酶-2 和 α-烯醇化酶也可能是导致人类特发性膜性肾病的足细胞抗原成分,但它们在疾病发生与进展过程中的作用尚未明确。

(二)致病抗体分子

应用免疫荧光或免疫组化方法检查人特发性膜性肾病患者肾小球毛细血管壁上沉积的 IgG 亚类,发现主要是 IgG_4,但是常同时并存较弱的 IgG_1、IgG_2 和/或 IgG_3。已知 IgG_4 分子具有"半抗体交换"特性,交换后重组的 IgG_4 分子的两个 Fab 臂即可能结合不同的抗原,致使此 IgG_4 抗体-抗原复合物不能与补体结合,失去激活补体能力。那么,特发性膜性肾病患者的补体系统是如何被激活的呢? 一种解释是抗 PLA2R 抗体虽然主要由 IgG_4 构成,但是常伴随其他 IgG 亚型,补体系统即可能通过伴随的 IgG_1、IgG_2 和/或 IgG_3 激活。对同种免疫新生儿膜性肾病的研究显示,母亲血清只存在抗中性肽链内切酶的 IgG_4 抗体时,新生儿不发病,只有同时存在抗中性肽链内切酶的 IgG_1 和 IgG_4 抗体,新生儿才会出现蛋白尿,此观察似支持这一观点。另一种解释是 IgG_4 虽然不能从经典途径及旁路途径激活补体,但是近年发现它仍可能从甘露糖-凝集素途径激活补体系统,特别是其糖类侧链结构发生变化而导致其免疫活性改变时。

检测患者血清 PLA2R 抗体,不但对特发性膜性肾病诊断及鉴别诊断有帮助,而且研究显示血清 PLA2R 抗体滴度还与疾病活动性密切相关。特发性膜性肾病发病时血清 PLA2R 抗体滴度升高,病情缓解时 PLA2R 抗体滴度下降直至转阴(有的患者在蛋白尿消失前数月血清抗 PLA2R 抗体就已转阴),复发时其滴度再次上升。所以,临床上可通过监测血清 PLA2R 抗体滴度,来判断特发性膜性肾病的疾病活动性。尽管 PLA2R 抗体滴度与疾病病情相关,但是有时仍能发现某些患者的血清抗体滴度与蛋白尿程度并不相关,血清抗 PLA2R 抗体已转阴,但是蛋白尿仍持续在 $2\sim3$ g/d 水平,对这种现象的解释是尽管促使特发性膜性肾病发病的免疫反应已缓解,但是长时间病程导致的肾小球硬化(局灶节段性硬化及球性硬化)和肾小管间质纤维化致使蛋白尿不消失。

(三)补体系统激活

在肾小球上皮下的免疫复合物(循环免疫复合物沉积或原位免疫复合物形成)要通过激活补体形成膜攻击复合体 C_5b-9,才能损伤足细胞致病。在被动 Heymann 肾炎大鼠模型中,予以抗 Fx1A 抗体后,再予以眼镜蛇毒因子耗竭补体,可显著减少 C_5b-9 在肾脏的沉积,使蛋白尿减轻;另外,给予具有固定补体作用的绵羊抗大鼠 Fx1A 抗体 γ1 亚类,大鼠将发生蛋白尿;而给予无固定补体作用的抗 Fx1A 抗体 γ2 亚类,即使在肾小球足细胞上沉积了大量免疫复合物,但是无 C_3 沉积,大鼠不出现蛋白尿。由此说明足细胞上沉积的免疫复合物必须通过激活补体才能致病。

补体有 3 条激活途径,包括经典途径、旁路途径及甘露糖-凝集素途径。由于肾小球毛细血管壁上很少有补体 C_1q 沉积,故目前认为特发性膜性肾病主要是从旁路途径而非经典途径激活补体。其具体机制为一方面抗 Fx1A 抗体可增强 C_3b 在肾小球足细胞下沉积,促进 C_3 转化酶(C_3bBbP)形成;另一方面,抗 Fx1A 抗体还可拮抗补体调节蛋白如 H 因子的调节作用,延长 C_3 转化酶(C_3bBbP)半衰期,维持旁路途径活化。但是,正如前述,少数特发性膜性肾病患者的补体系统是否是由甘露糖-凝集素途径激活仍值得研究。

补体激活形成的终末产物即膜攻击复合体 C_5b-9 可在细胞膜上形成非选择性亲水跨膜通道,或在其周围形成"膜漏网",即在细胞膜上"打孔"。溶解量的 C_5b-9 可使细胞穿孔坏死,而亚溶解量的 C_5b-9 则可作为人肾小球足细胞的一种刺激剂,插入细胞膜活化细胞,产生多种活性介质,损伤足细胞,产生蛋白尿。

(四)足细胞损伤

足细胞处于肾小球滤过膜最外层,它不仅参与构成滤过膜的机械屏障和电荷屏障,而且在维持肾小球毛细血管襻的正常开放、调节静水压、合成肾小球基膜基质及维持其代谢平衡上起着重要作用。其结构与功能的完整性对于维护滤过膜的正常功能具有重要意义。足细胞在肾小球基膜上稳定附着和发挥正常功能需要一组足细胞相关蛋白来维系。根据蛋白的分布部位将其分为裂孔隔膜蛋白、顶膜蛋白、骨架蛋白和基膜蛋白。特发性膜性肾病发病时无论是原位免疫复合物形成及循环免疫复合物沉积，或是补体膜攻击复合体 C_5b-9 产生，都与足细胞有着密切联系，而其也是最终的受损靶细胞。

目前研究认为，膜攻击复合体 C_5b-9 插入足细胞膜后，破坏了裂孔隔膜蛋白 nephrin 与足细胞膜的锚定结构，使裂孔隔膜蛋白复合体结构解离，同时还导致骨架蛋白结构松散、顶膜蛋白丢失、负电荷屏障受损，这些足细胞相关蛋白的异常均加速了足细胞结构与功能的损伤。还有研究指出，C_5b-9 可通过转换生长因子-β（TGF-β）/Smad 7 通路及活性氧产生导致足细胞损伤，促使足细胞凋亡与脱落。脱落的足细胞产生的蛋白酶能够进一步加重肾小球滤过膜损伤。裸露的肾小球基膜能与肾小囊壁粘连，启动肾小球硬化机制。还有研究发现 C_5b-9 还参与了足细胞细胞周期的调节，上调了细胞周期抑制蛋白 p21 及 p27，阻止了足细胞增殖，同时 C_5b-9 通过损伤 DNA 加速了足细胞死亡。

综上所述，目前对于人特发性膜性肾病的研究已经取得了重要进展。肾小球上皮下的免疫复合物沉积或原位形成，以及由此引起的补体系统活化、膜攻击复合体 C_5b-9 产生，最终造成足细胞损伤，这是特发性膜性肾病的重要发病机制。但是对特发性膜性肾病发病机制的认识仍存在不少未明之处，需要更进一步深入研究澄清。

二、肾脏病理表现

（一）光镜检查

早期光镜下仅能见肾小球上皮下嗜复红蛋白沉积，而后肾小球基膜弥漫增厚，"钉突"形成，甚至呈"链环状"改变。晚期系膜基质增多，毛细血管襻受压闭塞，肾小球硬化。通常肾小球无细胞增殖及浸润，系膜区和内皮下也无嗜复红蛋白沉积。如果出现明显的系膜细胞增殖、炎细胞浸润和坏死性病变，则需考虑继发性膜性肾病可能。另外，在一些大量蛋白尿持续存在、肾功能异常的特发性膜性肾病患者中，发现伴发局灶节段性肾小球硬化病变，此类患者往往对免疫抑制治疗反应差，预后不良。近年来，一些伴发新月体肾炎的病例也屡见报道，其中部分患者的血清可检出抗肾小球基膜抗体或抗中性粒细胞胞质抗体，但其发病机制不清。

肾小管间质病理改变主要包括肾小管上皮细胞颗粒及空泡变性、肾小管灶状萎缩、肾间质灶状炎性细胞浸润及肾间质纤维化。肾小管间质的病变程度往往与蛋白尿的严重程度和持续时间相关。

（二）免疫荧光检查

免疫球蛋白 IgG 呈弥漫性细颗粒状沉积于肾小球毛细血管壁，是特发性膜性肾病特征性的免疫病理表现，个别早期病例或免疫复合物已进入消散期的患者，IgG 可呈节段性分布。大部分患者伴有 C_3 沉积。此免疫荧光检查十分敏感，有助于疾病的早期诊断。特发性膜性肾病一般无多种免疫球蛋白及补体 C_1q 沉积，而且也不沉积于肾小球毛细血管壁以外区域，若有则需排除继发性膜性肾病可能。

（三）电镜检查

可于肾小球基膜外侧（即上皮细胞下）见到排列有序的电子致密物，肾小球基膜增厚，并常能在电子沉积物间见到"钉突"。此外，足细胞足突常弥漫融合。

（四）疾病分期

目前公认的 Ehrenreich-Churg 分期法是以电镜表现为主、光镜表现为辅的特发性膜性肾病分期，共分为如下 4 期。

1. Ⅰ期

肾小球基膜无明显增厚，肾小球基膜外侧上皮细胞下有少数电子致密物。

2. Ⅱ期

肾小球基膜弥漫增厚，上皮细胞下有许多排列有序的电子致密物，它们之间可见"钉突"。

3. Ⅲ期

电子致密物被增多的肾小球基膜包绕，部分电子致密物被吸收，而呈现出大小不等、形状不一的透亮区。

4. Ⅳ期

肾小球基膜明显增厚，较多的电子致密物被吸收，使肾小球基膜呈虫蚀状。系膜基质逐渐增多，直至肾小球硬化。

另外，还有 Gartner 的五期分法，除上述 4 期外，将特发性膜性肾病自发缓解、肾小球病变已恢复近正常（可能遗留部分肾小球硬化）的阶段称为Ⅴ期。

起初大多学者认为特发性膜性肾病患者随着发病时间的延长，肾脏病变分期会升高。但是近年的大量研究并未发现分期与病程间存在明确的对应关系，因此，上述病理分期对临床病程、治疗疗效及疾病预后的评估到底具有多大意义，仍待今后进一步研究澄清。

三、临床表现与并发症

特发性膜性肾病大多隐匿起病,以水肿为首发症状,病程进展缓慢。多数患者(约80%)有大量蛋白尿(>3.5 g/d),呈现肾病综合征;少数患者(约20%)为无症状的非肾病范畴蛋白尿(<3.5 g/d)。尿蛋白量可随每天蛋白质摄入量及活动量而波动。20%～55%的患者存在轻度镜下血尿,不出现肉眼血尿,当患者存在显著的镜下血尿或肉眼血尿时,临床上要注意继发性膜性肾病或特发性膜性肾病出现并发症的可能。17%～50%成年患者起病时伴随高血压。早期肾功能多正常,4%～8%的患者在起病时即存在肾功能不全,预后常较差。

特发性膜性肾病的自然病程差距较大,约20%的患者可自发完全缓解,也有30%～40%的患者起病5～10年进展至终末期肾病。有研究发现,蛋白尿的程度和持续时间与患者预后密切相关。此外,男性、高龄患者伴随高血压和/或肾功能不全、肾脏病理检查可见较多硬化肾小球和较重肾小管间质病变时预后较差。

肾病综合征的各种并发症均可在本病中见到,但血栓和栓塞并发症发生率明显高于其他病理类型的肾小球疾病,其中肾静脉血栓、下肢静脉血栓、肺栓塞最为常见。有报道在肾病综合征持续存在的特发性膜性肾病患者中,肾静脉血栓的发生率可高达50%。当患者存在大量蛋白尿、严重低白蛋白血症(<25 g/L)、过度利尿、长期卧床等诱因时,患者突然出现腰痛、肉眼血尿、急性肾损害(肾静脉主干血栓),双下肢不对称性水肿(下肢静脉血栓)、胸闷、气促、咯血(肺栓塞)等症状,均应考虑到血栓及栓塞并发症可能,并给予及时检查及治疗。

如下情况还能导致特发性膜性肾病患者出现急性肾损害:肾前性氮质血症(严重低白蛋白血症致血浆胶体渗透压降低,水分外渗,肾脏有效血容量减少而诱发),并发急性肾静脉主干(双侧或右侧)大血栓,出现抗肾小球基膜抗体或抗中性粒细胞胞质抗体小血管炎性新月体肾炎,以及药物肾损害(肾小管坏死及急性过敏性间质性肾炎)。

四、诊断与鉴别诊断

依据患者典型的临床实验室表现及肾活检病理改变,诊断膜性肾病并不困难,但需除外继发性膜性肾病才能确诊特发性膜性肾病。

继发性膜性肾病有时呈现"非典型膜性肾病"病理改变,免疫荧光检查常见IgG伴其他免疫球蛋白、补体C_3及C_1q沉积,沉积于肾小球毛细血管壁及系膜区;光镜检查毛细血管壁增厚,有或无"钉突"形成,常出现"假双轨征",并伴系膜细胞增生和基质增多；电镜检查于上皮下、基膜内、内皮下及系膜区多部位见到电子致密物。

另外，近年来开展的血清 PLA2R 抗体监测和肾切片上 IgG 亚型及 PLA2R 的免疫荧光或免疫组化检查，对鉴别继发性和原发性膜性肾病极有意义。IgG 亚型的免疫荧光或免疫组化检查显示，特发性膜性肾病患者肾小球毛细血管壁上沉积的 IgG 以 IgG_4 亚型为主，伴或不伴较弱的其他 IgG 亚型，而继发性膜性肾病常以其他亚型为主。另外，PLA2R 的免疫荧光或免疫组化检查显示，特发性膜性肾病患者肾小球 PLA2R 染色阳性，细颗粒状高表达于肾小球毛细血管壁，而已检测的一些继发性膜性肾病（如狼疮性肾炎及乙肝病毒相关性肾炎等）阴性。血清 PLA2R 抗体的检测结果也与此相同。

常见的继发性膜性肾病有如下 4 类。①自身免疫性疾病：常见于狼疮性肾炎，并可见于类风湿关节炎、慢性淋巴细胞性甲状腺炎、干燥综合征等。②感染：常见于乙肝病毒感染，其次为丙肝病毒感染及梅毒等。③肿瘤：包括实体肿瘤及淋巴瘤等。④药物及重金属：常见汞、金制剂、D-青霉胺等。现简述于下。

(一)膜型狼疮性肾炎

常见于青中年女性，常有系统性红斑狼疮的多器官受累表现，肾病常表现为大量蛋白尿及肾病综合征，伴或不伴镜下血尿。肾组织免疫荧光检查常呈"满堂亮"现象（各种免疫球蛋白和补体 C_3 及 C_1q 均阳性），光镜检查常为"非典型膜性肾病"，电镜检查于上皮下、基膜内、系膜区及内皮下均可见电子致密物。需要注意的是，有少数膜型狼疮性肾炎患者起病时仅肾脏受累，无其他系统表现，还不能完全达到系统性红斑狼疮诊断标准。对这类患者应严密追踪观察，其中一些患者随后能表现出典型的系统性红斑狼疮。

(二)乙型肝炎病毒相关性膜性肾病

多见于青中年，有乙型肝炎病毒感染的临床表现及血清标志物（抗原、抗体）。肾组织光镜检查可呈特发性膜性肾病或非典型膜性肾病改变，免疫荧光多呈"满堂亮"，诊断的关键是能在患者肾小球中检测到乙肝病毒抗原（如 HBcAg、HBsAg）存在。

(三)肿瘤相关性膜性肾病

见于各种恶性实体瘤（常见于肺癌、乳腺癌、消化道恶性肿瘤及前列腺癌）及淋巴瘤，其病理表现常与特发性膜性肾病无明显区别。此病好发于老年人，有统计表明，60 岁以上膜性肾病患者中恶性肿瘤相关性肾病可达 20%。因此，对于老年患者,尤其肾小球中 IgG 沉积物并非以 IgG_4 为主,且 PLA2R 染色阴性的患者,一定要严密随访,观察病程中肿瘤的可能。

肿瘤相关性膜性肾病目前尚无公认的诊断标准,有学者认为在诊断膜性肾病前后 1 年内发现肿瘤,患者蛋白尿的缓解及复发与恶性肿瘤的治疗缓解及复发密切相关,并能除外其他肾脏病即能诊断。有的诊断标准更严格,需在肾小球的上皮下沉积物中发现肿瘤相关抗原或抗体,这一严格标准较难普及。

(四)药物及重金属所致膜性肾病

金制剂、D-青霉胺等药物可以引起膜性肾病,但是近代来这些药物已经少用。而由含汞增白化妆品引起的膜性肾病国内近年来却屡有报道,2012 年国内民间环保组织抽查实体店及网店出售的美白、祛斑化妆品,发现 23% 的产品汞含量超标,最高者达到国家规定标准的 44 000 倍,很值得重视。汞所致膜性肾病的病理改变与特发性膜性肾病无法区分,可是肾小球内沉积的 IgG 亚类并非 IgG_4 为主,可帮助鉴别。至于这些药物及重金属所致继发性膜性肾病的 PLA2R 检测结果目前尚无报道。

五、特发性膜性肾病治疗方案的探索、抉择与思考

特发性膜性肾病的自然病程差距较大,存在自发缓解和肾功能逐渐恶化两种结局,且药物治疗时间长、疗效不一、不良反应多,因此在过去的几十年中对于临床治疗方案存在较大争议,人们对其研究的探索也从未停止。

(一)病情进展评估与风险分层

正如前述,特发性膜性肾病的自然进程存在较大差异,那么哪些患者可能是进展至终末期肾病的高危人群?哪些指标能帮助医师对患者病情进展进行评估?对症治疗与免疫抑制治疗的时机该如何选择?这些都是我们在确定初始治疗方案前需要明确的问题。

1992 年,Pei & Cattran 等创建了一种根据尿蛋白排泄量及持续时间,以及肌酐清除率起始水平和变化率来评估特发性膜性肾病疾病进展风险的模型,其阳性预测值及敏感性为 66%。其后,Cattran 利用此模型将特发性膜性肾病进展风险分级,分成了如下 3 级:①低风险,患者在 6 个月的观察期内,尿蛋白量持续 <4 g/d 且肌酐清除率正常;②中等风险,患者在 6 个月的观察期内,肌酐清除率正常无变化,但尿蛋白含量处于 4～8 g/d;③高风险,患者的尿蛋白持续 >8 g/d,伴或不伴有肌酐清除率下降。

2005 年 Cattran 及 2007 年 Lai 相继分别在美国肾脏病学会会刊和国际肾脏

病学会会刊上发表文章,建议根据上述低、中、高风险分级来分层制订治疗方案:对于低风险患者推荐应用血管紧张素转换酶抑制剂(ACEI)或血管紧张素Ⅱ受体阻滞剂(ARB)治疗,并限制蛋白质入量;对中、高风险患者应结合患者具体情况采取免疫抑制剂治疗。这一风险评估在很大程度上避免了有可能自发恢复和/或稳定低水平蛋白尿的患者被过度治疗,甚至出现严重治疗不良反应。

2012年的 KDIGO 指南对特发性膜性肾病患者进行免疫抑制治疗的适应证及禁忌证做了明确阐述。指南推荐只有表现为肾病综合征且具备如下之一条件者,才用免疫抑制剂做初始治疗:①经过至少6个月的降血压和降蛋白治疗,尿蛋白仍然持续≥4 g/d 和超过基线水平50%以上,并无下降(证据强度1B)。②出现肾病综合征引起的严重的、致残或威胁生命的临床症状(证据强度1C)。③明确诊断后6~12个月内血清肌酐(Cr)升高≥30%,但肾小球滤过率≥25 mL/(min·1.73m²),且上述改变并非由肾病综合征并发症所致(证据强度2C)。而对于 Cr 持续>309 μmol/L(3.5 mg/dL)或肾小球滤过率<30 mL/(min·1.73m²),或超声显示肾脏体积明显缩小者(例如长度<8 cm),或并发严重的或潜在危及生命的感染,建议避免使用免疫抑制治疗(无证据强度分级)。

(二)免疫抑制药物的选择与证据

1.糖皮质激素

半个多世纪以来,已有极多的用糖皮质激素治疗特发性膜性肾病的报道,结果十分不同。1979年一个多中心对照研究显示,给予泼尼松治疗(125 mg 隔天口服,共8周)能显著降低肾功能恶化的发生率。1981年美国的一个协作研究组用泼尼松100~150 mg 隔天口服8周治疗特发性膜性肾病,得到了相似结果,能降低患者蛋白尿至2 g/d 以下,并降低 Cr 倍增风险。这些研究结果曾鼓励临床医师用糖皮质激素治疗特发性膜性肾病。

但是,1989年加拿大学者 Cattran 等的一项前瞻性研究按泼尼松45 mg/m²体表面积隔天给药治疗特发性膜性肾病(包括尿蛋白≤0.3 g/d 的患者),结果显示泼尼松对降低蛋白尿和改善肾功能均无效。1990年英国学者 Cameron 等也用类似方案治疗特发性膜性肾病,观察3~9个月,结果也未发现治疗能改善肾功能,而尿蛋白和血浆清蛋白的改善也只是暂时的。

2004年 Schieppati 等对免疫抑制剂治疗成人特发性膜性肾病疗效进行了系统评价,纳入了18个随机对照研究,包含1025例患者,结果显示,与安慰剂对照组比较,单用糖皮质激素并不能提高蛋白尿缓解率,也不能提高患者肾脏长期存活率。

所以近代研究结果多不支持单独应用糖皮质激素治疗特发性膜性肾病。

2.细胞毒药物

(1)苯丁酸氮芥:在 20 世纪 80 年代,意大利学者 Ponticelli 进行了一项设计严谨的前瞻随机对照试验治疗特发性膜性肾病,后被称为"意大利方案"。试验共入选了 81 例表现为肾病综合征而肾功能正常的特发性膜性肾病患者,被随机分为免疫抑制治疗组[42 例,第 1 个月、3 个月、5 个月用甲泼尼龙 1 g 静脉输注连续 3 天,剩余 27 天每天顿服甲泼尼龙 0.4 mg/(kg·d);第 2 个月、4 个月、6 个月仅口服苯丁酸氮芥0.2 mg/(kg·d),交替使用,总疗程 6 个月]和对症治疗组(39 例),进行了为期 10 年的随访观察,结果显示:存活且未发生终末期肾病的患者试验组占 92%,对照组仅 60%($P = 0.003\ 8$);疾病缓解率试验组为 61%(40%完全缓解),对照组为 33%(5%完全缓解)($P = 0.000$)。随后,Ponticelli 等在另一项随机对照试验中,又将这一方案与单独口服泼尼松龙 0.5 mg/(kg·d)进行对比,为期 6 个月。结果显示,与单用泼尼松龙组比较,联合苯丁酸氮芥治疗组的疾病缓解率高,并且持续缓解时间长。

2002 年西班牙学者 Torres 等发表了他们的回顾性研究结果。他们将 1975—2000 年已出现肾功能不全的 39 例特发性膜性肾病患者分成免疫抑制治疗组[19 例,口服泼尼松 6 个月,并在治疗初 14 周里联合口服苯丁酸氮芥 0.15 mg/(kg·d)]和保守治疗组(20 例),进行比较分析。治疗前两组患者的肾功能和肾脏病理改变并无差异,但是其后保守治疗组肾功能逐渐恶化,而大部分免疫抑制治疗组患者尿蛋白下降,肾功能改善或稳定。因此有学者认为,对早期肾功能损害的特发性膜性肾病患者仍应给予糖皮质激素联合苯丁酸氮芥进行免疫抑制治疗。

由此可见,用糖皮质激素配合苯丁酸氮芥治疗特发性膜性肾病出现肾病综合征肾功能正常的患者,甚至轻度肾功能不全的患者,均有疗效。

(2)环磷酰胺:1998 年 Ponticelli 等对肾功能正常的特发性膜性肾病患者,进行了甲泼尼龙联合苯丁酸氮芥 0.2 mg/(kg·d)口服(50 例),或甲泼尼龙联合环磷酰胺 2.5 mg/(kg·d)口服(45 例)的对比治疗观察。治疗 6 个月,结果显示两者都能有效缓解蛋白尿,延缓肾功能损害进展,但是苯丁酸氮芥不良反应较大,由于不良反应停药的患者占 12%,而环磷酰胺治疗组仅占 4%。

2004 年有学者给 65 例肾功能不全(Cr>135 μmol/L)的特发性膜性肾病患者予以糖皮质激素(泼尼松 0.5 mg/kg,隔天口服,共 6 个月,并于第 1 个月、3 个月、

5个月静脉滴注甲泼尼龙 1 g/d,连续 3 天)及环磷酰胺[1.5～2.0 mg/(kg·d)口服,共 12 个月]治疗,随访 51 个月,发现糖皮质激素联合环磷酰胺治疗能有效延缓肾损害进展。随访结束时,16 例(24.6%)完全缓解,31 例(47.7%)部分缓解;患者5 年肾脏存活率是 86%,显著高于历史对照 32%。但是仍有 28%的患者 5 年内疾病复发,而且如此长期服用环磷酰胺不良反应大,约2/3患者出现了治疗相关性并发症,主要为骨髓抑制及感染,2 例出现了癌症。

由此看来,环磷酰胺与苯丁酸氮芥相似,与糖皮质激素联合治疗时,对特发性膜性肾病呈肾病综合征的肾功能正常患者乃至轻度肾功能不全患者均有效。而且与苯丁酸氮芥比较,环磷酰胺的不良反应较轻。不过长期服用时仍能出现骨髓抑制、感染及癌症等不良反应。

(3)硫唑嘌呤:1976 年加拿大西部肾小球疾病研究组报道,表现为肾病综合征的特发性膜性肾病患者应用硫唑嘌呤治疗无效。Ahuja 等用泼尼松联合硫唑嘌呤治疗特发性膜性肾病患者,也得到同样结论。2006 年 Goumenos 等发表了一项10 年随访观察资料,33 例患者接受泼尼松龙(初始量 60 mg/d)及硫唑嘌呤[初始量 2 mg/(kg·d)]治疗,治疗(26±9)个月,17 例患者不接受任何免疫抑制剂治疗。随访结束时,治疗组 14 例(42%)、对照组 6 例(35%)出现 Cr 翻倍($P > 0.05$);治疗组 7 例(21%)、对照组 3 例(18%)进展至终末期肾病($P > 0.05$);两组肾病综合征的缓解率分别为 51% 及 58%($P > 0.05$)。所以认为对于呈现肾病综合征的特发性膜性肾病患者用泼尼松龙联合硫唑嘌呤治疗无益。

2012 年 KDIGO 指南关于细胞毒药物的应用做了如下推荐及建议:推荐在开始治疗时,应用口服或静脉糖皮质激素与口服烷化剂每月交替治疗,共治疗6 个月(证据强度 1B);初始治疗建议应用环磷酰胺而非苯丁酸氮芥(证据强度2B)。指南并未推荐或建议使用非烷化剂的细胞毒药物硫唑嘌呤治疗特发性膜性肾病。

3.钙调神经磷酸酶抑制剂

(1)环孢素 A:2001 年 Cattran 等报道了北美 11 个中心完成的前瞻单盲随机对照研究结果,将 51 例伴有肾病综合征,经泼尼松治疗失败的特发性膜性肾病患者分为如下两组:治疗组用环孢素 A[起始量 3.5 mg/(kg·d)]联合低剂量泼尼松[剂量 0.15 mg/(kg·d),最大剂量为 15 mg]治疗;对照组用安慰剂联合低剂量泼尼松治疗。26 周治疗结束时,治疗组的完全及部分缓解率为 75%,而对照组为 22%($P < 0.001$);随访 78 周结束时,两组缓解率分别为 39% 和 13%

($P=0.007$)。在 52 周时,治疗组中 9 例患者(43%)及对照组中 2 例患者(40%)病情复发。因此有学者认为,对糖皮质激素抵抗的特发性膜性肾病患者仍可考虑给予环孢素 A 治疗,尽管有一定复发率,但仍能提高疾病总疗效。

2006 年希腊学者 Alexopoulos 等将表现为肾病综合征的特发性膜性肾病患者分为两组,其中 31 例给予泼尼松龙联合环孢素 A 治疗,20 例单独应用环孢素 A 治疗,环孢素 A 的起始量均为 2～3 mg/(kg·d),治疗时间为 12 个月。结果显示,联合用药组的 26 例(83.9%)患者、单一用药组的 17 例(85.0%)患者尿蛋白均获得了完全或部分缓解,两组患者肾功能无明显变化,单一用药组患者的复发率为 47%,联合用药组为 15%。因此有学者认为,对表现为肾病综合征的特发性膜性肾病患者单用环孢素 A 或联合糖皮质激素治疗均有效,但联合用药组可减少复发率。另外,有学者还给治疗 12 个月时达到完全或部分缓解的患者继续用低剂量环孢素 A 维持治疗,联合用药组服用环孢素 A(1.3±0.4)mg/(kg·d)共(26±16)个月,单一用药组服用环孢素 A(1.4±0.5)mg/(kg·d)共(18±7)个月,结果显示两组在维持缓解上均获得了良好疗效。

2010 年 Kosmadakis 等对比研究了甲泼尼龙(12.5 mg/d 口服)联合环孢素 A[3.0～3.5 mg/(kg·d)]及甲泼尼龙[0.75 mg/(kg·d)]联合环磷酰胺[2 mg/(kg·d)]治疗特发性膜性肾病呈现肾病综合征患者的疗效。治疗 9 个月,两组尿蛋白均减少,血清清蛋白均增高,但是环磷酰胺组肾功能显著改善,而环孢素 A 组肾功能却显著减退。治疗结束时,环磷酰胺组 50% 的患者获得完全缓解,50% 的患者获得部分缓解,而环孢素 A 组 10% 的患者获得完全缓解,50% 的患者获得部分缓解。有学者认为环孢素 A 为基础的治疗疗效不如环磷酰胺为基础的治疗。

(2)他克莫司:此药与环孢素 A 同属钙调神经磷酸酶抑制剂,其免疫抑制作用是环孢素 A 的 10～100 倍。作为一种新型免疫抑制剂,其相关研究数据相对较少。2007 年 Praga 等完成了一项治疗特发性膜性肾病的随机对照试验,患者均呈现肾病综合征而肾功能正常,治疗组($n=25$)使用他克莫司单药治疗[0.05 mg/(kg·d),治疗 12 个月,6 个月后逐渐减小剂量],对照组($n=23$)采用保守疗法。18 个月后,他克莫司组患者疾病缓解率为 94%,对照组仅为 35%;他克莫司组有 1 例(4%)患者而对照组有 6 例(26.1%)患者 Cr 升高 50%。但治疗组在停用他克莫司后有一半以上患者疾病复发。

2010 年国内一项多中心随机对照试验对特发性膜性肾病呈现肾病综合征的患者用糖皮质激素联合他克莫司或环磷酰胺治疗进行对比观察。他克莫司治疗组($n=39$)用 0.05 mg/(kg·d)剂量口服 6 个月,再继续服用 3 个月逐渐减量至停药;环磷酰胺组($n=34$)以 100 mg/d 剂量口服 4 个月,累积量达 12 g 停药。治疗 6 个月时,他克莫司组在疾病缓解率及尿蛋白减少上均优于环磷酰胺组($P<0.05$);而随访至 12 个月时两组患者的疗效基本相当,但是他克莫司组不良反应较多,如糖代谢异常、感染及高血压等。两组都有约 15% 患者复发。此试验结果提示糖皮质激素联合他克莫司可以作为治疗特发性膜性肾病患者的一个替代方案,但是需要注意药物不良反应。

2012 年 KDIGO 指南关于钙调神经磷酸酶抑制剂治疗特发性膜性肾病做了如下推荐及建议:推荐用环孢素 A 或他克莫司作为特发性膜性肾病初始治疗的替代治疗方案,用于不愿接受烷化剂或应用烷化剂有禁忌证的患者,至少治疗 6 个月(证据强度 1C)。尽管目前他克莫司治疗特发性膜性肾病的临床研究证据远不如环孢素 A 多,但是 2012 年的 KDIGO 指南仍将他克莫司提升到了与环孢素 A 并列的重要地位。

4.吗替麦考酚酯

2007 年 Branten 等的一项研究入选了 64 例肾功能不全的特发性膜性肾病患者,一组($n=32$)口服吗替麦考酚酯 2 g/d 及糖皮质激素;另一组($n=32$)口服环磷酰胺 1.5 mg/(kg·d)及糖皮质激素。两组均治疗 12 个月,结果显示两组 Cr、尿蛋白排泄量及尿蛋白缓解率均无统计学差异,两组患者不良反应发生率相似,但吗替麦考酚酯组复发率较高。

2008 年 Dussol 等发表了一个治疗特发性膜性肾病呈肾病综合征患者的前瞻随机对照试验结果,治疗组($n=19$)每天口服 2 g 吗替麦考酚酯,不并用糖皮质激素;对照组($n=19$)仅用保守治疗。治疗 12 个月后,结果显示两组的疾病完全及部分缓解率相似,提示单用吗替麦考酚酯治疗特发性膜性肾病疗效不佳。

2012 年 KDIGO 指南建议不单用吗替麦考酚酯作为特发性膜性肾病的初始治疗(证据强度 2C)。其联合激素治疗是否能取得较好疗效,还需要更多的随机对照研究去评估。

5.利妥昔单抗

目前有关利妥昔单抗(抗 B 细胞抗原 CD20 的单克隆抗体)用于特发性膜性肾病患者的治疗尚无随机对照研究证据,仅有一些规模较小的研究提供了一些鼓舞人心的结果。2003 年 Ruggenenti 等用利妥昔单抗(375 mg/m²,每周静脉输注 1 次,共 4 次)治疗了 8 例呈大量蛋白尿的特发性膜性肾病患者,并进行了为期 1 年的随访。随访结束时所有患者的尿蛋白均显著减少,血清清蛋白显著上升,肾功能稳定,而且并无明显不良反应发生。此后又有几篇小样本的治疗观察报道显示部分特发性膜性肾病患者经利妥昔单抗治疗后病情能获得完全或部分缓解。

2012 年 KDIGO 指南认为,尽管上述初步结果令人鼓舞,但是利妥昔单抗的确切疗效(包括长期复发情况)尚需随机对照试验来肯定。基于此,KDIGO 指南尚不能对其治疗特发性膜性肾病做出推荐。

(三)免疫抑制治疗方案与思考

1.初始治疗方案

2012 年 KDIGO 指南关于特发性膜性肾病初始治疗方案做了如下推荐或建议:①推荐口服和静脉糖皮质激素与口服烷化剂每月 1 次交替治疗,疗程 6 个月(证据强度 1B)。②建议首先选用环磷酰胺而非苯丁酸氮芥(证据强度 2B)。③根据患者的年龄和肾小球滤过率水平调整环磷酰胺及苯丁酸氮芥的剂量(证据强度未分级)。④可以每天连续(并非周期性)服用烷化剂治疗,此治疗有效,但有增加药物毒性作用风险,尤其是使用药物>6 个月时(证据强度 2C)。⑤不推荐单独应用糖皮质激素(证据强度 1B)或吗替麦考酚酯(证据强度 2C)做初始治疗。

由于目前对于肾功能不全的特发性膜性肾病患者用免疫抑制剂治疗的前瞻对照研究较少,因此该指南未对这类患者的治疗提出推荐意见或建议,今后需要进行更多高质量的随机对照临床研究来提供循证证据。而且,目前对预测特发性膜性肾病治疗疗效及疾病结局有价值的指标(包括临床病理表现、血和尿生物学标志物如 PLA2R 抗体等)的研究还很不够,今后也需加强,若能更准确地判断哪些患者能从治疗中获益,哪些难以获益,这对避免过度治疗及减少药物不良反应均具有重要意义。

2.初始治疗的替代治疗方案

2012 年 KDIGO 指南对特发性膜性肾病初始治疗的替代治疗方案做了如下推荐及建议:①对于符合初始治疗标准但不愿接受激素及烷化剂治疗或存在禁忌证的患者,推荐应用环孢素 A 或他克莫司,至少治疗 6 个月(证据强度 1C)。②用钙调神经磷酸酶抑制剂治疗 6 个月而未获得完全或部分缓解时,建议停用钙调神经磷酸酶抑制剂(证据强度 2C)。③若达到持续缓解且无钙调神经磷酸酶抑制剂治疗相关肾毒性出现时,建议钙调神经磷酸酶抑制剂在 4~8 周内逐渐减量至起始剂量的 50%,并至少维持 12 个月(证据强度 2C)。④建议在开始治疗期间及 Cr 异常增高(大于基线值 20%)时要规律地检测血药浓度(无证据强度分级)。

指南也给出了钙调神经磷酸酶抑制剂为基础的治疗方案中药物的参考剂量,具体如下:环孢素 A 3.5～5.0 mg/(kg·d),每 12 小时口服 1 次,同时给予泼尼松0.15 mg/(kg·d),共治疗 6 个月;他克莫司 0.05～0.075 mg/(kg·d),每 12 小时口服 1 次,不并用泼尼松,共治疗 6～12 个月。为避免急性肾毒性发生,建议两药均从低剂量开始应用,然后逐渐加量。

治疗期间应定期检测钙调神经磷酸酶抑制剂的血药浓度及肾功能,宜将患者环孢素 A 的血药最低浓度维持于 125～175 ng/mL 或最高浓度维持于 400～600 ng/mL水平;将他克莫司的血药最低浓度维持于 5～10 ng/mL 水平。

钙调神经磷酸酶抑制剂在特发性膜性肾病治疗中最突出的问题是停药后疾病的高复发率,由于尚缺乏高水平证据,因此 KDIGO 指南并未对此复发问题提出具体推荐意见和建议,已有学者应用低剂量环孢素 A 进行较长期维持治疗来减少复发,但目前尚缺乏高水平的随机对照试验来评价长期应用钙调神经磷酸酶抑制剂(尤其是他克莫司)对减少复发的确切效果及安全性。

3.对初始治疗抵抗病例的治疗方案

2012 年 KDIGO 指南建议如下:对烷化剂及糖皮质激素为基础的初始治疗抵抗者,建议使用钙调神经磷酸酶抑制剂治疗(证据强度 2C);对钙调神经磷酸酶抑制剂为基础的初始治疗抵抗者,建议应用烷化剂及糖皮质激素治疗(证据强度 2C)。

4.肾病综合征复发的治疗方案

2012 年 KDIGO 指南建议如下:肾病综合征复发的特发性膜性肾病患者,建议使用与初始诱导缓解相同的治疗方案(证据强度 2D);对于初始治疗应用糖皮质激素与烷化剂交替治疗 6 个月的患者,疾病复发时建议此方案仅能重复使用 1 次(证据强度 2B)。

应用烷化剂治疗的特发性膜性肾病患者,治疗后 5 年内的疾病复发率为 25％～30％;应用钙调神经磷酸酶抑制剂治疗者,治疗后 1 年内疾病复发率为 40％～50％。一些低级别证据提示,再次使用与初始诱导缓解相同的治疗方案仍然有效,但是较长期地使用烷化剂有增加肿瘤、机会性感染和性腺损害的风险。文献报道,环磷酰胺累积量超过 36 g(相当于 100 mg/d,持续 1 年)时,可使韦格纳肉芽肿患者膀胱癌风险增加 9.5 倍,烷化剂疗程的延长同样也增加了淋巴组织增生和白血病的风险。因此指南强调初始治疗用糖皮质激素与烷化剂交替方案治疗 6 个月的患者,疾病复发时最多再使用此方案 1 次。也有报道利妥昔单抗对一些钙调神经磷酸酶抑制剂依赖的复发患者有较好疗效,但是证据尚欠充分,指南还未做推荐。

关于重复使用免疫抑制治疗的大多数资料,均来自肾功能正常的复发患者,几乎没有资料指导如何治疗肾功能不全的复发患者。另外,今后还应进行随机对照试验来评估其他药物如吗替麦考酚酯及利妥昔单抗对治疗特发性膜性肾病复发患者的疗效。

综上所述,基于循证医学证据而制定的 2012 年 KDIGO 指南为临床合理治疗特发性膜性肾病提供了指导性意见,但是目前绝大部分循证医学证据都来自国外;高质量的前瞻性、大样本随机对照研究尚缺乏;研究随访期限普遍偏短,对于治疗的远期预后评估不足;不同免疫抑制剂方案之间尚缺乏大样本的对比性研究。这些问题依然存在,因此尚需继续努力来解决。另外,在临床实际应用指南内容时,切忌盲目教条地照搬,要根据患者的具体情况具体分析,以进行个体化治疗。

最后还要指出,在实施免疫抑制治疗的同时,还应配合进行对症治疗(如利尿消肿、纠正脂代谢紊乱、服用 ACEI 或 ARB 减少尿蛋白排泄等)及防治并发症治疗,其中尤其重要的是预防血栓、栓塞等并发症。2012 年 KDIGO 指南建议,对伴有肾病综合征且血清蛋白<25 g/L 的特发性膜性肾病患者,应预防性的应用抗凝药物,给予口服华法林治疗。

第四章

肾小管疾病

第一节　肾小管性酸中毒

肾小管性酸中毒是由于近端和/或远端肾小管功能障碍所致的代谢性酸中毒,而肾小球功能正常或损害轻微。临床多见于 20～40 岁女性,一般依据病变部位及发病机制的不同,肾小管性酸中毒可分为Ⅰ型、Ⅱ型、Ⅲ型、Ⅳ型等 4 型。

一、远端肾小管性酸中毒(Ⅰ型)

(一)概述

本型肾小管性酸中毒是由于远端肾小管酸化功能障碍引起,主要表现为管腔液与管周液间无法形成高 H^+ 梯度,因而不能正常地酸化尿液,尿铵及可滴定酸排出减少,产生代谢性酸中毒。

(二)临床表现

1.高血氯性代谢性酸中毒

由于肾小管上皮细胞泌 H^+ 入管腔障碍,H^+ 扩散返回管周,故患者尿中可滴定酸及铵离子(NH_4^+)减少,尿液不能酸化至 pH＜5.5,血 pH 下降,血清氯离子(Cl^-)增高。但是,阴离子间隙(AG)正常,此与其他代谢性酸中毒不同。

2.低血钾症

管腔内 H^+ 减少,而钾离子(K^+)代替 H^+ 与钠离子(Na^+)交换,使 K^+ 从尿中大量排出,导致低血钾症。重症可引起低钾性瘫痪、心律失常及低钾性肾病(呈现多尿及尿浓缩功能障碍)。

3.钙磷代谢障碍

酸中毒能抑制肾小管对钙的重吸收,并使 $1,25\text{-}(OH)_2D_3$ 生成减少,因此患者会出现高尿钙、低血钙,进而继发甲状旁腺功能亢进,导致高尿磷、低血磷。严重的钙磷代谢紊乱常引起骨病(骨痛、骨质疏松及骨畸形)、肾结石及肾钙化。

(三)诊断要点

(1)出现AG:正常的高血氯性代谢性酸中毒、低钾血症,尿中可滴定酸或NH_4^+减少,尿pH>6.0,远端肾小管性酸中毒诊断即成立。

(2)对不完全性远端肾小管性酸中毒患者可进行氯化铵负荷试验(有肝病者可用氯化钙代替),若尿pH不能降至5.5以下则本病诊断可成立。

(四)治疗

1.一般治疗

患者如有代谢性酸中毒,应减少食物固定酸摄入量,采用低盐饮食减少氯离子摄入量。对继发性患者应控制或去除病因。

2.药物治疗

(1)纠正代谢性酸中毒:碱性药物的剂量需个体化,可根据血pH、二氧化碳结合力及尿钙排量加以调整,其中24小时尿钙排量(<2 mg/kg)是指导治疗的敏感指标。有高氯性代谢性酸中毒者,可用碳酸氢钠2.0 g,3次/天,口服;或用5%碳酸氢钠125 mL,静脉滴注。

(2)纠正电解质紊乱:目前认为纠正酸中毒开始即应予补钾;重症低钾患者,在纠酸前就应补钾。一般补钾应从小剂量开始,尽量避免使用氯化钾,以免加重高氯血症。补钾时应监测血钾或行心电监护,以防止高血钾,可用10%枸橼酸钾10 mL,3次/天,口服;严重低钾时(血钾<2.5 mmol/L),则可用10%氯化钾15 mL加入10%葡萄糖注射液500 mL中静脉滴注。存在骨病或缺钙严重者,可给钙剂与维生素D_3(一般不使用维生素D_2),用维生素D_3滴丸5万~10万U,1次/天,口服;或用骨化三醇(罗钙全)0.25 μg,1次/天,口服;有肾结石、肾钙化时不宜使用维生素D和钙剂。当血磷、碱性磷酸酶降至正常时可减量或停用。

二、近端肾小管性酸中毒(Ⅱ型)

(一)概述

Ⅱ型肾小管性酸中毒是由近端肾小管酸化功能障碍引起的,主要表现为HCO_3^-重吸收障碍,常见于婴幼儿及儿童。

(二)临床表现

与远端肾小管性酸中毒比较,它有如下特点。①虽均为AG正常的高血氯性代谢性酸中毒,但是化验尿液可滴定酸及 NH_4^+ 正常,HCO_3^- 增多。而且,由于尿液仍能在远端肾小管酸化,故尿 pH 常在 5.5 以下。②低钾血症常较明显,但是,低钙血症及低磷血症远比远端肾小管性酸中毒轻,极少出现肾结石及肾钙化。

(三)诊断要点

(1)患者有 AG 正常的高血氯性代谢性酸中毒、低钾血症。

(2)尿中 HCO_3^- 增加,近端肾小管性酸中毒诊断成立。

(3)如疑诊本病,可做碳酸氢盐重吸收试验,患者口服或静脉滴注碳酸氢钠后,肾 HCO_3^- 排泄分数>15%即可确诊本病。

(四)治疗

1.一般治疗

有病因者应注意去除病因。

2.药物治疗

(1)纠正代谢性酸中毒:碳酸氢钠 2~4 g,3 次/天,口服;对不能耐受大剂量碳酸氢钠的患者,氢氯噻嗪 25 mg,3 次/天,口服。一般酸中毒纠正后应减量,氢氯噻嗪 50 mg/d,口服。

(2)纠正电解质紊乱:对有低血钾者,应予 10%枸橼酸钾 10 mL,3 次/天,口服;严重低钾时(血钾<2.5 mmol/L),则用 10%氯化钾 15 mL 加入 10%葡萄糖注射液 500 mL 中静脉滴注,应注意监测血钾或心电监护,以防止高血钾。若血磷低,可用磷酸盐合剂 20 mL,3 次/天,口服,长期服用磷盐治疗者,应注意监测血清磷水平,并维持在 1~1.3 mmol/L。

三、混合肾小管性酸中毒(Ⅲ型)

此型患者远端和近端肾小管性酸中毒表现均存在,尿中可滴酸及 NH_4^+ 减少,伴 HCO_3^- 增多,临床症状常较重,治疗与前两者相同。可视为Ⅱ型的一个亚型。

四、高血钾型肾小管性酸中毒(Ⅳ型)

(一)概述

此型肾小管性酸中毒较少见,又称Ⅳ型肾小管性酸中毒。

病因及发病机制:本病发病机制尚未完全清楚。醛固酮分泌减少(部分患者可能与肾实质病变致肾素合成障碍有关)或远端肾小管对醛固酮反应减弱,可能起重要致病作用,为此肾小管 Na^+ 重吸收及 H^+、K^+ 排泌受损,而导致酸中毒及高血钾症。

本型肾小管性酸中毒虽可见于先天遗传性肾小管功能缺陷,但是主要由后天获得性疾病导致,包括肾上腺皮质疾病和/或肾小管-间质疾病。

(二)临床表现

本型肾小管性酸中毒多见于某些轻、中度肾功能不全的肾脏患者(以糖尿病肾病、梗阻性肾病及慢性间质性肾炎最常见)。临床上本病以 AG 正常的高血氯性代谢性酸中毒及高钾血症为主要特征,其酸中毒及高血钾严重度与肾功能不全严重度不成比例。由于远端肾小管泌 H^+ 障碍,故尿 NH_4^+ 减少,尿 pH>5.5。

(三)诊断要点

符合以下 3 点即可确诊本病。

(1)存在高血氯性代谢性酸中毒(AG 正常)。

(2)确诊有高钾血症。

(3)酸中毒、高血钾与肾功能不全程度不成比例。

(四)治疗

1.一般治疗

治疗上除病因治疗外,还应纠正酸中毒、降低高血钾,以及给予肾上腺盐皮质激素治疗。

2.药物治疗

(1)纠正酸中毒:有高氯性代谢性酸中毒者,可用碳酸氢钠 2.0 g,3 次/天,口服;或 5%碳酸氢钠125 mL,静脉滴注。

(2)糖皮质激素治疗:有低醛固酮血症者,氟氢可的松 0.1 mg,1 次/天,口服。

(3)纠正高血钾:有高血钾者,应限制钾摄入,并可用呋塞米(速尿)20 mg,3 次/天,口服;或聚苯乙聚磺苯乙烯 15~30 g,3 次/天,口服。血钾>5.5 mmol/L 应紧急处理,可用 10%葡萄糖酸钙 20 mL 加入 10%葡萄糖注射液 20 mL 中,静脉缓慢推注,并用 5%碳酸氢钠 125 mL,静脉滴注,以及普通胰岛素6 U加入 50%葡萄糖注射液 50 mL 中静脉滴注;如经以上处理无效,血钾>6.5 mmol/L 时,则应住院行血液透析治疗。

第二节　肾小管性佝偻病

佝偻病是一组以骨钙化不全为特征的疾病(儿童期发病称佝偻病,成人期称骨质软化症或软骨病)。近年来,随着对维生素 D 代谢的深入研究和对肾小管钙磷转运机制的了解,在佝偻病病因和发病机制方面取得了很大的进展。目前佝偻病主要分为两大类。①低钙型:始发因素为低钙,常与维生素 D 代谢失常有关,可伴继发性甲状旁腺功能亢进。②低磷型:常与肾小管磷转运障碍或缺磷有关。现将佝偻病分类列表如下(表 4-1)。

表 4-1　佝偻病分类

分类		低钙性	低磷性	其他
肾性	肾小管	维生素 D 依赖症Ⅰ型	性连锁低磷性佝偻病	
		维生素 D 依赖症Ⅱ型	性连锁低磷性骨病	
			常染色体显性低磷性佝偻病	
			常染色体隐性低磷性佝偻病	
			肾小管性酸中毒	
			Fanconi 综合征	
	肾小球	肾性骨营养不良	肾移植	透析性骨病
肝性		肝脏病(肝 25-羟化酶缺乏)		
营养性		摄入不足或吸收障碍	药物性(磷结合剂)影响、磷缺乏性	缺镁性、缺铜性
(胃肠型)				
其他		(维生素 D 缺乏、缺钙)	外分泌性肿瘤伴发佝偻病	低磷酸酶血症

肾小管性佝偻病是因肾小管功能异常而导致以骨钙化不全为特征的一组疾病。本病大多数属遗传性佝偻病,常见类型有家族性抗维生素 D 性佝偻病、遗传性低血磷性骨病、维生素 D 依赖性佝偻病Ⅰ型及Ⅱ型等。

一、家族性抗维生素 D 性佝偻病

家族性抗维生素 D 性佝偻病是最常见的肾小管性佝偻病,主要特征为:低血磷伴尿磷增加,血中 $1,25-(OH)_2D_3$ 降低,血钙和血 PTH 正常。

(一)病因和发病机制

家族性抗维生素 D 性佝偻病是一种 X 连锁显性遗传病,致病基因定位于 X 染色体长臂,故男性患者不传给儿子,而女性患者可传给儿子或女儿。由于男性仅一个 X 染色体,肾小管功能障碍为完全性而病情较重,女性有两个染色体,功能障碍为不完全性而病情较轻。少数病例呈常染色体隐性遗传,也有散发病例报道。本病是由肾小管自身功能缺陷所致,由于近端肾小管上皮细胞刷状缘上的 Ⅱ 型 Na^+/Pi 转运蛋白功能异常,导致小管对磷再吸收障碍,尿磷排出增加,血磷减少,继发骨病。

近年发现,患者骨钙化异常除上述因素引起之外,还与其自身成骨细胞功能缺陷有关。成骨细胞膜上有一种 Ⅱ 型跨膜糖蛋白 PHEX,具有中性肽链内切酶的活性。*PHEX* 基因位于人类染色体 X p22.1 p22.2 区,该基因突变引起 PHEX 内切酶活性改变,通过降解循环中某种物质,产生一种体液因子。这种体液因子随血液循环运行到肾脏,与刷状缘上的受体结合,激活小管上皮细胞内的蛋白激酶 C(PKC),使 Na^+/Pi 转运蛋白对磷转运降低,进而影响磷的再吸收。同时,PKC 激活,还使细胞内 1α-羟化酶活性降低,$1,25-(OH)_2D_3$ 合成减少,进一步加重磷和骨质代谢异常,诱发本病。目前,PHEX 作用底物及其相应受体是什么尚不清楚。由于在抗维生素 D 性佝偻病患者家族中发现多种 *PHEX* 基因突变,所以何种突变属致病性热点突变尚未确定。

(二)临床表现与诊断

抗维生素 D 性佝偻病的主要临床特点和诊断依据如下。

(1)血磷很低,常为 0.32~0.78 mmol/L(10~24 mg/L);肾小管对磷回吸收降低致使尿磷大量丢失,尿磷增多,TmP/GFR 常低于 0.56 mmol/L。血钙磷乘积降低,常小于 30;血清碱性磷酸酶正常或稍高(决定于骨病的严重程度);血清 $1,25-(OH)_2D_3$ 正常或降低,血 PTH 正常或稍高。患者无糖尿及氨基酸尿等。

(2)发病早,出生不久即有低血磷,1 周岁开始会走路时出现骨病变。"O"形腿常为引起注意的最早症状,病轻者多被忽视,身高多正常,严重者常有骨痛、骨畸形和生长发育停滞。成人发病者表现为软骨病。骨骼病变仅在部分患者中出现,肌无力明显,无手足搐搦症。

(3)男性患者临床症状较女性重。

(4)维生素 D 疗效差或无效。如充分补充磷酸盐可以奏效,静脉注射钙剂可有一过性效果。

(三)治疗

1.补充磷酸盐

每天 1~3 g 元素磷,分次口服,每 4~6 小时 1 次,可使日夜间血磷维持在近

123

正常值（1.29 mmol/L或40 mg/L），能使骨骼病变迅速愈合，促进生长。

常用中性磷酸盐合剂配方如下（1 mL 供 30 mg 元素磷）。①Na_2HPO_4：130 g。②H_3PO_4：5.85 g；③H_2O：1 000 mL。每次 5 mL，每天 3～5 次，逐渐增至每次 15 mL，每天 3～5 次。

大量磷摄入可影响钙吸收而使血钙降低，甚至引起低钙性佝偻病和继发性甲状旁腺功能亢进，应同时合用维生素 D，长期口服 1,25-$(OH)_2D_3$（0.5～1 $\mu g/d$）对以上并发症有效。此外，大剂量磷摄入（每天＞3 g）可引起腹泻、呕吐，应从小剂量开始，逐渐增加，可改善症状。

2.大剂量维生素 D

1,25-$(OH)_2D_3$ 从 0.5～0.75 $\mu g/d$ 开始，逐渐增加到 2.0～3.0 $\mu g/d$；或维生素 D 5 万～20 万 U/d。维生素 D 能增加肾小管及肠道对磷的吸收，并从已矿化的骨质中动用磷和钙，提高血磷水平。单用维生素 D 需要很大剂量，不同于缺乏维生素 D 引起的软骨病，生理小剂量即生效，其有效剂量和中毒量很接近。必须警惕高血钙、高尿钙及肾钙化，因此治疗期间应随访血钙、尿钙，保持尿钙＜4 mg/（kg·24 h）较为安全。

3.其他治疗

给予维生素 C（降低尿 pH）和加强肾小管对磷的再吸收。有学者认为，给予重组人类生长激素也可增加患者血磷水平，改善骨骼病变。

4.外科治疗

明显骨骼畸形可行矫正手术。为减少复发，手术时机不宜过早，于 12 岁以后手术为妥。术前、术后 2 周停服维生素 D，以避免术后卧床骨钙大量释放而加重高血钙和肾损害。

二、其他几种肾小管性佝偻病

（一）遗传性低血磷性佝偻病

本病是一种罕见的常染色体隐性遗传病，最先发现于近亲结婚的 Bedouin 家族中。患者近端肾小管对磷重吸收减少，引起尿磷排泄增加，导致低磷血症。低血磷刺激 1,25-$(OH)_2D_3$ 合成增加，促进肠道钙磷吸收，使血钙升高，反馈抑制 PTH 分泌，继发高尿钙。慢性低血磷及血 PTH 下降，使患者发生骨矿化障碍，并影响其生长发育。

主要临床表现为佝偻病，身材矮小。实验室检查示：肾磷清除率增加，血磷降低；高尿钙，血钙正常；血清 1,25-$(OH)_2D_3$ 升高，血 PTH 降低。

口服磷酸盐治疗可纠正上述生化异常,并能促进生长,改善佝偻病或骨软化症状。无须应用维生素 D。

(二)维生素 D 依赖性佝偻病 I 型

本病属常染色体隐性遗传病,是由于近端肾小管上皮细胞合成 1α-羟化酶功能障碍所致,病变基因定位于人类染色体 12q14 区。肾脏缺乏 1α-羟化酶,使肝脏来源的 $1,25-(OH)D_3$ 不能进一步被活化,引起 $1,25-(OH)_2D_3$ 合成减少,导致钙磷代谢紊乱,继发低血钙性佝偻病。

患儿出生时尚正常,但 2 个月后逐渐出现肌无力、手足搐搦、惊厥和佝偻病。血钙降低,血 PTH 升高,血中检测不到 $1,25-(OH)_2D_3$,血清 $25(OH)D_3$ 正常或轻度升高。

生理剂量的 $1,25-(OH)_2D_3(0.5\ \mu g/d)$ 或 $1-\alpha(OH)D_3(0.5\ \mu g/d)$ 可纠正钙磷代谢紊乱,使佝偻病明显改善。

(三)维生素 D 依赖性佝偻病 II 型

本病也是一种常染色体隐性遗传性低钙性佝偻病。由于编码维生素 D 受体的基因突变,使该受体蛋白缺乏配体结合域,导致肾小管对 $1,25-(OH)_2D_3$ 失敏,引起低血钙、低血磷,从而继发骨病。

患儿多在 1 岁以内发病,骨病严重时常有畸形和侏儒,半数患者有脱发。血钙低,血 $25(OH)D_3$ 正常(区别于肝性与营养不良性),血 $1,25-(OH)_2D_3$ 显著升高(区别于维生素 D 依赖性佝偻病 I 型)。即使应用大剂量 $1,25-(OH)_2D_3$ 或 $1-\alpha(OH)D_3$ 也常无效。

(四)成人散发性低血磷性软骨病

本病发生于青少年或成人,可由儿童患低磷血症未经很好治疗演变而来,仅是童年疾病的延续。但亦有成年发病者,往往无家族史,称非家族性成人型。严重骨痛,椎体压缩性骨折,使身长缩短,并有假性骨折线。

口服磷酸盐溶液和维生素 D 可改善肌无力、骨痛和 X 线软骨病表现。

(五)肿瘤引起的磷尿

间质性肿瘤,如硬化性血管瘤、巨细胞瘤、海绵腔血管瘤和骨化间叶瘤等,都是一些良性的软组织瘤。肿瘤产生一种排磷物质,促进肾磷廓清,发生磷尿,低血磷引起软骨病,血 $1,25-(OH)_2D_3$ 水平降低。可伴有神经纤维瘤,多发性骨纤维生成不良。切除肿瘤即可痊愈,无须补充磷和维生素 D。因此对低血磷性软骨病患者应进行全面检查,包括各种造影检查,寻找有无肿瘤。

第三节　肾性尿崩症

肾性尿崩症又称抗利尿激素不敏感综合征,特征是肾小球滤过率和溶质排泄正常,血浆升压素(AVP)水平正常甚至升高,外源性 AVP 治疗无效或疗效很差。肾性尿崩症的基本缺陷在于肾脏对 AVP 的敏感性下降。有些肾脏疾病既损伤肾脏对尿液的浓缩功能,又削弱稀释功能,肾脏持续排泄等渗尿,尿量亦可增多,这种状态不属于肾性尿崩症的范畴。不过,如合并有肾脏对 AVP 的敏感性下降,则应归入肾性尿崩症的范畴。

一、病因、分类与发病机制

(一)病因分类

肾性尿崩症可分为家族性和获得性两大类。家族性肾性尿崩症少见,按遗传方式分为 X-连锁隐性和常染色体隐性两种,前者较后者常见。获得性肾性尿崩症也称继发性肾性尿崩症,远较家族性肾性尿崩症多见,可由小管间质性肾病、电解质紊乱、药物和妊娠而引起。有些获得性肾性尿崩症无明显原因可查,称为特发性肾性尿崩症。

根据患者对 AVP 的反应可将家族性肾性尿崩症分为 Ⅰ 及 Ⅱ 两型:注射 AVP 后尿 cAMP 排泄不增加的为 Ⅰ 型,增加的为 Ⅱ 型。X-连锁隐性肾性尿崩症属 Ⅰ 型,常染色体隐性肾性尿崩症属 Ⅱ 型。

(二)发病机制

1.小管间质性肾病

获得性肾性尿崩症的发病机制:小管间质性肾病是引起获得性肾性尿崩症最常见的原因。小管间质性肾病包括一组疾病,这些疾病可损害肾小管,致使 V_2 受体水平降低和/或活性下降,于是 AVP 的作用减弱,从而产生尿崩症。

2.低钾和高钙

低钾和高钙亦可引起获得性肾性尿崩症。

(1)低钾引起肾性尿崩症的机制如下。①钾的缺乏可通过某种机制增加肾脏 PGE_2 的产生,而 PGE_2 可拮抗 AVP 对集合管的作用。②缺钾可刺激渴感中枢,引起口渴;③缺钾可使内髓间质的 NaCl 浓度降低,从而削弱内髓间质的高渗状态。

（2）高钙引起肾性尿崩症的机制如下。①Ca^{2+}可抑制 AVP 对腺苷酸环化酶的激活作用,从而拮抗 AVP 对集合管的效应。②高钙可通过某种机制使内髓间质的溶质浓度降低,从而削弱内髓间质的高渗状态。

3.药物

某些药物亦可诱发肾性尿崩症。地美环素主要通过抑制 AVP 对腺苷酸环化酶的刺激作用而致病,它还可直接抑制蛋白激酶 A 的活性。地美环素诱发的肾性尿崩症是可逆的,停药后可恢复。甲氧氟烷在体内可代谢为草酸和氟化物,二者对肾脏皆有毒性作用,不过,肾性尿崩症系无机氟化物所致,与草酸无关。锂盐主要通过抑制集合管 cAMP 的产生而诱发肾性尿崩症,锂盐发挥这一效应的机制较为复杂。有资料显示,锂盐短期内主要通过抑制集合管刺激性 G 蛋白（Gs）的活性发挥作用,长期则通过激活抑制性 G 蛋白（Gi）的活性而发挥作用。此外,锂还可抑制水通道蛋白 2（AQP2）的表达,从而降低集合管对水的通透性。据报道,血清锂浓度在 0.5～1.5 mmol/L 时 12%～30% 的患者出现肾性尿崩症。锂诱发的肾性尿崩症亦是可逆的,停药后于数月内恢复。

4.特殊的生理状态

某些特殊的生理状态可引起肾脏对 AVP 的敏感性下降。如极少数妊娠妇女肾脏对 AVP 的反应降低。此外,居住在高原的人对 AVP 的反应低于正常（这可能是一种适应性反应）。

二、病理生理

肾性尿崩症患者因集合管对 AVP 敏感性下降,远曲小管和集合管对水的通透性降低,致使大量游离水从终尿中排出,从而形成低渗性多尿。由于肾脏排泄游离水过多,故血浆渗透压升高,使 AVP 分泌增加,同时患者出现烦渴多饮。如患者能得到足量的饮水,其血浆渗透压一般不会显著升高甚至正常。但若因某种原因得不到足够的饮水,或因昏迷而不能饮水,则血浆渗透压可明显升高。如肾脏对 AVP 完全没有反应,则理论上流到集合管的尿液将完全被排出（实际上仍然有一部分水被吸收到内髓间质）,每天尿量可多至 18 L。久病者可损害内髓高渗状态。

三、临床表现

肾性尿崩症的临床表现与中枢性尿崩症极为相似,烦渴、多饮、多尿为最主要的症状。家族性肾性尿崩症的症状较获得性肾性尿崩症为重,常有显著的低渗性多尿。患儿多于生后数月出现症状,重症者可出现生长障碍和智力低下。如饮水受限,患者可出现严重的高张综合征。对 AVP 抵抗是肾性尿崩症最突出的特征,机体对 AVP 的抵抗只限于 V_2 受体,V_1 受体介导的效应(如血管收缩、促进 ACTH 分泌)则不受影响。给患者输注 AVP,并不能提升尿液渗透压,但可引起腹部绞痛和皮肤苍白。同中枢性尿崩症一样,肾性尿崩症病程较久者也可出现泌尿道扩张,有些患者的膀胱容量可达 1 L。严重者可出现输尿管积水和肾盂积水。

根据症状的轻重,肾性尿崩症亦可分为完全性和部分性两种。完全性肾性尿崩症患者对 AVP 几乎无反应,症状严重。部分性肾性尿崩症患者对 AVP 尚有一定的反应。家族性肾性尿崩症男性患者一般表现为完全性肾性尿崩症,女性患者如发病多表现为部分性肾性尿崩症。继发性肾性尿崩症多表现为部分性,但也可为完全性。

同中枢性尿崩症一样,肾性尿崩症的夜尿也增多,严重者可因夜间频繁排尿而影响睡眠。不过,夜间症状通常较白天为轻。完全性肾性尿崩症患者症状的昼夜变化可不甚明显,部分性肾性尿崩症则较明显。患者夜间的饮水量和单位时间的尿量均低于白天,夜尿的渗透压和溶质排泄率则较昼尿为高。获得性肾性尿崩症者除上述症状外,还有原发肾脏疾病的表现。

四、实验室检查

(一)实验室检查

尿比重和渗透压降低为尿崩症最显著的实验室检查特点,患者的尿比重一般在1.001～1.005;尿渗透压一般在 50～200 mmol/L,低于血浆渗透压。尿钠、尿钾、尿钙浓度降低,但24 小时总量一般正常。血钠和血浆渗透压一般在正常高限或轻度升高,但如果患者饮水受限则血钠和血浆渗透压可显著升高。血肌酐和尿素氮一般正常,但伴有严重高张综合征者可因肾小球滤过率显著降低而致血肌酐和尿素氮升高。

血浆 AVP 测定对肾性尿崩症的诊断具有重要意义。正常人血浆 AVP 的基础值为1～5 ng/L,肾性尿崩症者显著升高,且完全性者较部分性者更高。

(二)诊断性试验

1.禁水试验

完全性肾性尿崩症患者因对 AVP 显著抵抗,故于禁水后尿液仍不能充分浓缩,尿量无明显减少,尿比重在 1.010 以内,尿渗透压和血浆渗透压之比仍小于

1．部分性肾性尿崩症患者对 AVP 仍有一定的反应,禁水后尿量减少、尿渗透压和尿比重升高,尿渗透压可超过血浆渗透压但低于 750 mmol/L(多在400～500 mmol/L),尿比重低于 1.020。

2.禁水-AVP 试验

完全性肾性尿崩症患者在充分禁水后,注射 5 U AVP 并不能使尿渗透压和尿比重升高。部分性肾性尿崩症患者在充分禁水后,注射 5 U AVP 一般也不能使尿渗透压和尿比重进一步升高,但有些患者可有轻微的升高。

3.高渗盐水试验

正常人在滴注高渗盐水后,血浆 AVP 水平显著升高,肾脏对游离水的重吸收增加,尿量较滴注前减少 70％以上,同时尿比重和尿渗透压升高。高渗盐水试验中,肾性尿崩症患者血浆 AVP 的反应基本正常,但因肾脏对 AVP 敏感性下降,故没有上述尿量骤减、尿比重和尿渗透压升高的反应。

五、诊断

对于排泄大量低渗尿液的患者应想到肾性尿崩症的可能,通过测定血浆 AVP 及禁水-AVP 试验可确立诊断。

遗传性肾性尿崩症已可进行基因诊断,以脐血提取的 DNA 为材料,可在生后 48 小时作出诊断,这样就可对患儿早期治疗,避免出现体格和智力障碍。

六、治疗

同中枢性尿崩症一样,只要有足够的水摄入,患者无生命危险。因此,对肾性尿崩症应给予足够的饮水,以避免体液渗透压过高及体液缩减。幼儿不能饮水,可由父母喂给水分,但量应适当。如果因某种原因摄入不足,造成高张综合征和休克,应给予相应的处理。遗传性肾性尿崩症目前尚无病因治疗,只能对症地减轻口渴、多尿症状,对继发性肾性尿崩症应查明病因并给予相应的治疗。药物所致者应停用引起尿崩症的药物,电解质紊乱所致者应尽快纠正电解质紊乱。

使用噻嗪类利尿药并减少钠的摄入可造成一定程度的容量不足和钠缺乏,近端肾小管的重吸收比例增加,到达远端肾小管的溶质量和液体量相应下降,终尿量遂减少。噻嗪类利尿药可使患者尿量减少一半,尿渗透压升高 1 倍以上。噻嗪类利尿药中以双氢克尿噻(氢氯噻嗪)最为常用,成人剂量为 50～150 mg/d,分2～3次口服;小儿剂量为 2 mg/kg。在使用噻嗪类利尿药时,如果不减少钠的摄入量,则效果甚微。螺内酯(安体舒通)也有一定的作用,不过作用较弱,但它对锂盐诱导的肾性尿崩症则效果明显。完全性肾性尿崩症对 AVP 制剂无反应,部分性肾性尿崩症对 AVP 制剂有一定的反应。大剂量去氨加压素（如200～400 μg,每 8 小时鼻喷1 次)可改善部分性肾性尿崩症患者的症状,但这种治疗花费太大。刺激 AVP 释放的药物如氯贝丁酯、氯磺丙脲对完全性肾性尿崩症无效,对部分性肾性尿崩症有微弱疗效。非甾体抗炎药可抑制肾前列腺素的合成,使到达远端肾小管的溶质量减少,从而降低尿量。最常使用的是吲哚美辛(消炎痛)。异丁苯丙酸(布洛芬)亦常使用,其疗效较吲哚美辛略差。舒林酸也是一种前列腺素合成抑制药,但它不能抑制肾脏前列腺素的合成,故对肾性尿崩症无效。

单一药物不能完全控制肾性尿崩症的症状,近年主张联合用药。常见的联合用药方案:噻嗪类利尿药加螺内酯、噻嗪类利尿药加前列腺素合成抑制药、前列腺素合成抑制药加去氨加压素等。联合用药不仅可增强疗效,还可避免某些不良反应,如联合应用噻嗪类利尿药和螺内酯可避免噻嗪类利尿药的低血钾不良反应。

第五章

肾血管疾病

第一节 肾静脉血栓形成

肾静脉血栓形成是指肾静脉主干和/或分支内血栓形成,导致肾静脉部分或全部阻塞而引起一系列病理改变和临床表现。肾静脉血栓形成可发生于单侧或双侧肾脏,发生于肾静脉主干、一个分支或数个分支,或肾静脉主干与分支并存。肾静脉血栓形成常从肾内小静脉开始,逐渐向肾静脉主干蔓延,甚至可达下腔静脉,引起肺栓塞。急性肾静脉主干血栓可并发急性肾衰竭,预后较差。慢性肾静脉血栓形成常借助于侧支循环,肾静脉回流得以改善。

一、病因及发病率

肾静脉血栓形成多作为其他疾病的并发症出现,但也可出现在一些疾病的病变过程中,成为原发病的一部分。其病因多样,发病率因病因不同而有所差异。

急性及婴幼儿肾静脉血栓形成主要因脱水、窒息、休克及脓毒症等引起。婴幼儿的基础病主要见于肾病综合征。成人常见的病因主要包括肾病综合征、抗磷脂抗体综合征、妊娠、产后、口服避孕药、脱水、肿瘤、腹膜后纤维化等导致的肾静脉受压。由于肾静脉血栓形成临床表现多缺乏特异性,部分患者可以无任何症状,其确切发生率统计十分困难。不同年龄静脉血栓的发生率不同,60岁以上老年人多见。

本病男多于女,没有种族差异。2/3的患者为双侧肾静脉受累,在单侧发病的患者中,尤以左肾受累多见。

(一)原发性肾脏疾病

在成人导致肾静脉血栓形成的原发性肾脏疾病中,以肾病综合征最为多见。

近年来前瞻性的研究发现肾病综合征并发肾静脉血栓形成的发病率为 5％～52％，多数为 20％～40％，尤以膜性肾病为最高，达 20％～60％，非膜性肾病的肾病综合征患者肾静脉血栓形成发病率为 10％～50％。

(二)血容量不足

多见于婴幼儿。新生儿重症监护室根据一项大型国际统计报道活新生儿中发病率为 2.2/10 万。Keith 等统计，新生儿肾静脉血栓形成中，男婴发病率在 67.2％，其中单侧肾静脉血栓形成发生率为 70％，尤以左侧为甚，占 63.6％。

(三)肿瘤浸润

导致肾血管蒂受累时可以并发肾静脉血栓形成。据报道 50％以上的肾细胞肿瘤可并发肾静脉血栓形成。亦有关于腹膜后肿瘤及淋巴瘤并发本病的记载，但具体发病率不清。

(四)肾移植

肾移植后的肾静脉血栓形成发生率为 0.55％～3.4％，占移植肾后肾功能下降的 1/3 左右。

(五)其他原因

主要包括全身性系统性疾病（如抗磷脂抗体综合征、血管炎、镰状细胞病、贝赫切特综合征、系统性红斑狼疮等）、下腔静脉血栓累及肾静脉、创伤、肾静脉受压综合征、口服避孕药、全身或肾周的脓毒血症、滥用可卡因等，都可引起肾静脉血栓形成。

二、发病机制

肾静脉血栓形成主要与血管内皮损伤、血流速度减慢和血液高凝状态有关，三者相互作用，最终导致肾静脉血栓形成的发生。

(一)血管内皮损伤

血管内皮损伤是血栓形成的最重要和最常见的原因。引起肾静脉血栓形成的病因中如钝性外伤、血管造影所致的损伤、肾移植、肿瘤浸润、血管炎、高同型半胱氨酸血症等，均可导致血管内皮损伤。

血管内皮损伤导致内皮下胶原纤维暴露，血小板和凝血因子Ⅻ激活，启动内源性凝血系统，同时释放组织因子，激活凝血因子Ⅶ，启动外源性凝血系统。最终导致血栓形成。

(二)血流速度减慢

正常血液各成分由于比重关系,构成层流。红细胞和白细胞在中轴流动,其外是血小板,最外为一层血浆带构成的边流。当血流减慢时血小板可进入边流,增加了血小板与内膜的接触机会和黏附于内膜的可能性。静脉内有静脉瓣,其内血流不但缓慢,且易出现漩涡;静脉壁较薄,容易受压;血流通过毛细血管到静脉后,血液的黏性也会增加,这些有利于血栓形成。

当血容量不足时,导致血流速度减慢和全身血流重新分配,肾静脉血行迟滞,引发肾静脉血栓形成。

(三)血液高凝状态

血液中凝血因子增加或活性增强、抗凝物质水平或活性的降低、纤溶系统异常、低蛋白血症、血液流变学异常等因素均与肾静脉血栓形成的发生有关。

此外,医源性因素如肾病综合征时反复利尿使血容量不足;长期应用糖皮质激素刺激血小板生成,抑制吞噬细胞吞噬功能和纤维蛋白溶解,肝素释放减少;手术或介入治疗,损伤血管内皮等均可促进肾静脉血栓形成。

三、临床表现及并发症

肾静脉血栓形成的临床表现取决于血栓形成快慢、被阻塞静脉大小、血流阻断程度和侧支循环建立情况,也与发病原因和机体对肾静脉高压的反应直接相关。

根据肾静脉血栓形成时间可分为急性和慢性两种类型。

(一)急性肾静脉血栓形成

多为青年,亦多见于严重脱水的新生儿和婴幼儿。其发病与围生期的窒息及产妇糖尿病等危险因素有关。也可发生在抗磷脂抗体综合征、创伤、肾移植术后及肾静脉周围手术等疾病中,偶发生于肾病综合征。血栓多产生于肾静脉主干,有时可完全阻塞。

急性起病者病情严重,有典型的"三联征",即剧烈的腹痛或腰痛、肉眼血尿、肾功能突然恶化。也可表现为难以解释的蛋白尿增加,反复不能缓解的水肿,肾病综合征患者出现顽固性的糖皮质激素抵抗、肺栓塞或其他部位的栓塞等。

此外,还可见发热、恶心、呕吐、口干、少尿和皮肤弹性差等一般表现。婴幼儿急性起病者,血浆乳酸脱氢酶可升高。

(二)慢性肾静脉血栓形成

因发病缓慢,易有侧支循环形成,临床常无症状,难以识别。多并发于肾病综合征,往往仅表现为持续性蛋白尿,可有镜下血尿、病变侧肾脏体积增大、肾功能受损,如血清肌酐升高、肾小管功能障碍时可出现肾性糖尿和/或肾小管性酸中毒,甚至引起范科尼综合征。有移植肾或孤立肾者更易见肾功能减退。

(三)并发症

肾静脉血栓形成易并发肺血栓、肺栓塞,出现相应疾病症状,如呼吸困难、胸痛、咯血等,通过胸部 X 线片及肺扫描可以证实。

肾静脉血栓形成延伸到下腔静脉或下腔静脉血栓累及肾静脉,导致肾静脉血栓形成,可见下腔静脉阻塞综合征的表现,如门静脉高压、下肢浅静脉淤滞、浅表静脉扩张,也可表现为肾病综合征,久之可引起不同程度的肾衰竭及出血性肾梗死。

四、肾脏病理表现

发生肾静脉血栓形成的肾脏体积肿胀,镜下可见肾内弓状静脉、小叶间静脉内血栓形成,肾小球毛细血管襻淤血扩张,可有微血栓形成,有时可见中性粒细胞呈节段性聚集并黏附于毛细血管壁。肾间质高度水肿。若长期不能解除肾静脉血栓形成的肾脏,则出现肾间质纤维化及肾小管萎缩。

五、辅助检查

辅助检查包括实验室检查及影像学检查,其中实验室检查多缺乏特异性,仅起帮助诊断作用;影像学检查是诊断肾静脉血栓形成的关键。

(一)实验室检查

1.尿液检查

表现为血尿(肉眼或镜下)、蛋白尿,24 小时尿蛋白定量＞2 g。若无肾脏基础疾病,一般尿蛋白＜3.5 g/d,肾病综合征并发急性肾静脉血栓形成时尿蛋白可骤增。

2.肾功能检查

急性肾静脉血栓形成常伴血尿素氮及血肌酐升高,肌酐清除率下降。双侧急性肾静脉血栓形成可出现少尿和急性肾衰竭。慢性肾静脉血栓形成除表现为肾小球功能损伤外,尚可出现肾小管功能障碍,表现为肾性糖尿和/或肾小管性酸中毒,甚至引起范科尼综合征。

3.血液高凝状态检查指标

(1)血常规:肾静脉血栓形成 9%～17%的患者有发热、血白细胞计数升高、血小板计数增加且活性增强,红细胞计数亦有增多。

(2)血小板黏附试验:肾静脉血栓形成时,血小板黏附试验增高,其值常>0.79。

(3)凝血及抗凝纤溶系统指标:凝血时间、凝血酶时间、凝血酶原时间、活化部分凝血活酶时间均缩短;凝血因子 Ⅴ、Ⅶ、Ⅷ 及纤维蛋白原血浆浓度增高;抗凝血酶 Ⅲ、抗凝因子蛋白 C 及游离蛋白 S、纤溶酶原血浆浓度降低。

(4)狼疮抗凝物质:是一种磷脂依赖性的病理性循环抗凝物质,为 IgG、IgM 或两者混合型的抗磷脂抗体,在由全身系统性疾病,如抗磷脂抗体综合征、系统性红斑狼疮等基础上继发的肾静脉血栓形成可见其含量的明显增高。

(5)血浆 D-二聚体:是交联纤维蛋白特异的降解产物,它的生成或增高反映了凝血和纤溶系统的激活,对急性血栓诊断的敏感性达 90% 以上,但特异性仅 50% 左右,在排除其他部位血栓的情况下,其升高有助于肾静脉血栓形成的诊断。

(二)影像学检查

影像学检查包括无创性检查和有创性检查。

1.无创性检查

主要包括彩色多普勒超声、CT、磁共振血管成像及放射性核素肾扫描等,对肾静脉血栓形成的诊断均有帮助。

(1)彩色多普勒超声:对肾静脉血栓形成的诊断敏感性较高。当患者临床有肾静脉血栓形成症状或高度疑似肾静脉血栓形成时,可首选此检查。

急性肾静脉主干血栓的典型声像图表现:可见肾静脉主干明显扩张,肾静脉管腔内充满实性回声,且无明显血流信号;肾内动脉舒张期出现反向波;肾脏体积均匀性增大,皮质回声减低等。其中肾静脉内实性回声和血流充盈缺损是诊断肾静脉血栓形成最可靠的依据。

局限性肾内小静脉血栓时,应用彩色多普勒超声检查可发现病变区肾脏结构模糊,但无占位效应;静脉血流信号缺失;动脉血流显示为低速高阻型;而同侧肾其余部分无明显异常等征象。

需要指出的是,彩色多普勒超声是诊断肾静脉血栓形成的较为实用的一种检查方法,但易受多种因素的影响,应结合临床具体分析。其常见影响因素包括血栓所处阶段、是否有效溶栓和是否建立充分的侧支循环,这是决定肾静脉血栓形成影像学表现的主要因素;肠道气体和肥胖会干扰肾静脉主干的显影而影响诊断;此外,应注意区别血栓与其他栓子如癌栓的区别等。

(2)CT：分常规 CT 和 CT 血管造影。

常规 CT 表现取决于血栓形成速度、阻塞程度和血栓部位。检查可见肾静脉内低密度充盈缺损和肾静脉增粗；患侧肾脏体积增大，尤其是急性肾静脉血栓形成多见；肾皮质、髓质相交时间延长，可同时有肾皮质、髓质分界模糊；慢性肾静脉血栓形成、肾静脉阻塞较严重的病例可见肾周侧支循环形成。此外，尚可见腹膜后血肿、肾筋膜增厚等征象。其中肾静脉内低密度充盈缺损是肾静脉血栓形成的重要直接征象。

CT 血管造影诊断肾静脉血栓形成的敏感性和特异性几乎为 100%，且可同时区分肾肿瘤和其他肾脏疾病。其不足之处在于具有放射性和造影剂的肾毒性。可结合临床，权衡利弊，选择应用。

(3)磁共振血管成像：是诊断肾静脉血栓形成的另一选择，可显示血流的高度对比、血管壁、肾及周围组织，并且可以清晰地描述解剖变异、血管移植、侧支循环及肿瘤血管的浸润等。其缺点在于费用高、儿童及有幽闭恐惧症的患者需用局麻，敏感性和特异性较 CT 差。

(4)放射性核素肾扫描：肾静脉血栓形成时可表现为肾影增大，但灌注和吸收功能减低，肾静脉主干血栓形成时，可有近乎无灌注无功能的表现。

2.有创性检查

选择性肾静脉造影是确诊肾静脉血栓形成的"金标准"，临床应用最为广泛。肾静脉血栓形成时主要表现为管腔内充盈缺损或管腔截断。部分主干内血栓可见不规则的充盈缺损位于管腔一侧。肾静脉小分支内的血栓常可导致完全性管腔阻断。典型血栓表现为杯口状缺损，凸面指向下腔静脉，远端小静脉分支常不能显示。

肾静脉造影因具有高辐射和需要静脉注射碘化造影剂，可引起肺栓塞、肺梗死、造影剂肾损害、穿刺部位血栓形成等并发症。故要操作规范、动作轻柔，尽量减少血管内膜损伤；造影前后行水化疗法以减少并发症的发生。

此外，数字减影血管造影（DSA）可减少造影剂用量，避免肾损害的发生，可选择应用。

六、诊断及鉴别诊断

根据上述肾静脉血栓形成的常见临床表现和影像学检查诊断一般不难。本病需与以下疾病相鉴别。

(一)肾动脉栓塞或血栓形成

肾动脉栓塞或血栓形成是指肾动脉主干及其分支内形成血栓，以及管腔被血栓栓子或血液中的其他栓子所阻塞,导致肾动脉管腔狭窄或闭塞、肾组织缺血引起剧烈的腰腹痛、血压升高及肾功能减退等一系列临床表现的一种疾病。主要与血管壁病变、高凝状态有关,其栓子90%以上来自心脏。

(二)梗阻性肾病

其临床表现因病因、梗阻持续时间、梗阻的程度而异。伴有季肋部疼痛、顽固性或复发性尿路感染、感染性结石等;双侧梗阻可致慢性肾功能不全或无尿性急性肾衰竭。影像学检查可发现患肾增大及梗阻性肾积水。

(三)肾盂肾炎

以腰痛和血尿为主要表现的患者,易被误诊为肾盂肾炎。后者若为急性起病,多伴有尿路刺激症状、肋脊角压痛和全身感染性征象,血或中段尿细菌培养检出致病菌可资鉴别;若为慢性起病,影像学检查有局灶粗糙的肾皮质瘢痕,伴有相应肾盏变形,不难鉴别。

七、治疗

治疗方案与疗程关键取决于血栓形成时间和有无血栓栓塞事件,主要目的是保存肾实质和预防血栓栓塞现象的发生。对于已确诊的急性肾静脉血栓形成,其治疗包括针对引起肾静脉血栓形成的原发病因的治疗(如原发性肾脏病、血容量不足、全身系统性疾病等)和针对血栓自身和/或其并发症的治疗。

目前,急性肾静脉血栓形成的治疗主要有抗栓治疗(包括抗凝和抗血小板)、溶栓治疗及介入治疗和手术治疗3个方面,具体可结合临床病情制订个体化治疗方案。

(一)抗栓治疗

抗栓治疗包括抗凝和抗血小板治疗。其中抗凝治疗是肾静脉血栓形成首要和关键的治疗。无论急性还是慢性肾静脉血栓形成患者,一经确诊应立即给予抗凝治疗,急性患者抗凝后可阻止血栓扩展;慢性患者则能减少新血栓形成及肺栓塞的发生;且抗凝可改善蛋白尿及患侧肾脏功能。抗血小板聚集可防止新的血栓形成,延缓病情进展。

1.抗凝治疗

首选药物为肝素。常采用序贯疗法,即先用普通肝素或低分子量肝素,后续口服华法林。

(1)普通肝素:即未分组肝素,是一组分子量不同的葡萄糖胺聚糖混合物,它与抗凝血酶Ⅲ结合灭活凝血酶而发挥抗凝作用。一般首剂以 5 000 U 经静脉快速推注,后以 18 U/(kg·h)连续经静脉泵入。每 6 小时检测 1 次活化部分凝血活酶时间(APTT)。当 APTT<45 秒时,增加剂量 2～4 U/(kg·h);APTT>71 秒时,减少剂量 2～3 U/(kg·h);一般 APTT 维持在 46～70 秒(即正常值的 1.5～2.3 倍),疗程 2～4 周。

长期应用肝素最常见的不良反应是导致血小板减少,引起自发性出血,故有严重的出血性疾病、未控制的严重高血压、肝肾功能不全、活动性肺结核、孕妇等患者应慎用或禁用。肝素轻度过量,停药即可。若严重出血,可缓慢静脉注射硫酸鱼精蛋白来中和。

(2)低分子量肝素:因其生物利用度高、并发症少、皮下注射方便、效价比高而越来越受到青睐。常选择皮下注射,200～400 U/(kg·d),分 2 次皮下注射,疗程一般 2～4 周。用药过程也需监测 APTT,一般维持在正常值的 1.5～3 倍。

在使用肝素 2～3 天后需加用华发林,在华法林替代肝素治疗时两者必须有用药重叠期,直至凝血酶原时间达标。

(3)华法林:属双香豆素类抗凝药,主要通过拮抗维生素 K 起作用,使凝血因子Ⅱ、Ⅶ、Ⅸ、Ⅹ合成受阻,抑制血液凝固,为间接抗凝药。可口服给药,第 1 天用 10 mg,第 2 天用 5 mg,第 3 天后每天 2.5 mg,儿童可隔天口服 2.5 mg。以后根据凝血酶原时间和 INR 来调整剂量,治疗期间 INR 应控制在 2.0～2.5,华法林治疗至少 6 个月。

在应用华法林的过程中,应注意不可盲目或擅自停药,否则有再发急性血栓的可能。

抗凝治疗持续时间长短取决于潜在高凝状态的存在时间。患者有潜在可逆的高凝状态时,应按标准化方案静脉注射肝素,后续口服华法林 3～6 个月;若患者高凝状态持续存在,或肾病综合征患者病情严重而尚未缓解(尤其是膜性肾病且血浆清蛋白<20 g/L 者)应考虑长期甚至终身抗凝治疗。

2.抗血小板治疗

抗血小板药物通过抑制血小板聚集和释放来防止血栓形成,常与抗凝药物配合使用。常用药物有阿司匹林、双嘧达莫、噻氯匹定等,临床可选择应用。

(二)溶栓及介入治疗

1.溶栓治疗

肾静脉血栓形成患者在抗凝治疗同时加用溶栓治疗,可以更快、更彻底地清除血栓,恢复肾血流,保护患肾功能。溶栓是治疗急性肾静脉血栓形成的关键,在肾静脉血栓形成发病早期,尤其是血栓形成后 1～2 天内溶栓,疗效更为理想。

(1)尿激酶:尿激酶为溶栓治疗最常用的药物,是从尿中提取的一种肾脏制造的活性蛋白酶。可直接激活纤溶酶原使其转化为纤溶酶。其血栓内浓度大于血浆,无抗原性,不良反应明显少于链激酶。静脉或局部给药均可。对于肾脏损害严重、全身抗凝治疗效果不明显、高度难治性水肿的肾病综合征患者导致的肾静脉血栓形成,推荐配合局部溶栓。

(2)链激酶:临床应用较早,是在培养溶血性链球菌时产生的一种蛋白质,通过与纤溶酶原形成复合物间接激活纤溶酶原,对血栓内纤溶酶与血浆中纤溶酶无选择性,虽然有出血、过敏等不良反应,但价格便宜,仍广泛用于肾静脉血栓形成治疗。注射前可使用抗过敏药物和激素以防变态反应的发生。

(3)组织型纤溶酶原激活物:是一种丝氨酸蛋白酶,位于血管内皮和组织中,是血栓选择性纤溶酶原激活物,能将纤溶酶原转化为纤溶酶,溶解血栓。且不影响循环中的纤溶系统,为理想纤溶药物。可静脉全身给药,亦可局部输注。需要指出的是患有肾病综合征时因血浆纤溶酶原减少,导致组织型纤溶酶原激活物疗效降低,必要时宜同时输浓缩的纤溶酶原或新鲜血浆以提高疗效。对于肝素治疗效果不佳的肾静脉血栓形成患者,也可试用组织型纤溶酶原激活物治疗。

此外,还应注意以下问题:①尽早用药,溶栓效果与血栓新鲜程度有关,一般血栓形成后 3～4 天可溶解;②急性肾静脉血栓形成以局部溶栓效佳,尤以肾动脉插管局部给药疗效最好;③溶栓疗法为短程突击,急性血栓栓塞一般用药 1～3 天,多至 1 周,溶栓疗法结束后,应予以抗栓治疗,以防血栓再发;④治疗过程中应注意监测凝血四项、纤维蛋白原水平及纤维蛋白降解产物等,以随时掌握机体纤溶和凝血状态,以防纤溶太过。

2.介入治疗

除包括上述的局部溶栓外,还包括血栓切除和置入下腔静脉滤网。

肾静脉血栓形成患者经足量抗凝治疗后无效;或有严重并发症,如肺栓塞;或影响到下腔静脉;双侧或孤立肾的肾静脉血栓形成导致急性肾衰竭;严重、持续的腰肋部疼痛而无明显缓解;有全身抗凝治疗禁忌证等,可以考虑行血栓切除术。

应注意无论血栓切除还是溶栓治疗都不能单独进行,应同时配合全身性的抗凝治疗。

置入下腔静脉滤网是治疗肾静脉血栓形成的另一种选择,主要目的是防止血栓脱落而造成致死率很高的肺栓塞。滤网分为临时性和永久性两种,一般采用经股静脉插管的方式,放置在肾静脉开口上方的下腔静脉内。

当肾静脉血栓形成伴有以下情况,如肾静脉血栓形成伴有静脉血栓栓塞;在抗凝基础上有再发的肾静脉血栓形成;有抗凝禁忌证,如出血、即将手术、血小板减少或有凝血;抗凝指标无法监测;应用肝素导致血小板减少;伴有活动性的近端下腔静脉血栓等可考虑置入下腔静脉滤网在放置滤网后需长期或永久抗凝治疗。抗凝药物主要为华法林,临床应用中需监测凝血功能,防止出血并发症。

无论是置入永久性和临时性滤网,短期来看,都可以有效防止有症状的肺栓塞的发生;其长期疗效尚存在争议。

(三)手术治疗

手术治疗包括手术取栓或切除患肾。但随着抗凝、溶栓及介入治疗技术的发展,手术治疗已过时。仅在以下情况下可考虑手术,如肾静脉主干内急性肾静脉血栓形成,经保守治疗无效;双肾静脉血栓形成;肾衰竭且对抗凝治疗无反应;反复发生肺动脉栓塞;出现严重高血压、患肾感染等患者。

慢性或无症状性肾静脉血栓形成患者的治疗主要是抗凝和治疗原发病,但应注意预防出血并发症。其抗凝治疗方案与上述急性肾静脉血栓形成的抗凝治疗相似,一般用低分子量肝素,经皮下注射 5 000 U/d,延用 2~4 周,后用华发林长期治疗,维持 INR 在 2.5 左右(2.0~3.0)。

对于新生儿肾静脉血栓形成,除非双侧肾静脉血栓形成和下腔静脉受累建议应用肝素外,40%的患儿单用支持治疗即可获得满意疗效。

八、预后及预防

急性肾静脉主干血栓可并发急性肾衰竭,预后较差。慢性肾静脉血栓形成常借助于侧支循环,肾静脉回流得以改善,预后较急性肾静脉血栓形成为佳。

此外,肾静脉血栓形成的预后还与多种因素有关,如发病时的基础肾功能水平、发病速度及侧支循环建立状况、健侧肾脏及血管状态、原发疾病的严重性及其进展过程、是否充分治疗等,其中发病时的基础肾功能水平对预后影响意义最大。患者死亡的常见原因有肾衰竭、再发的血栓栓塞和脓毒血症。

肾静脉血栓形成的预防主要是针对慢性患者。慢性肾静脉血栓形成多继发于肾病综合征。患有肾病综合征时患者多有高凝状态,故主要是进行预防性抗凝治疗,同时应合理使用糖皮质激素和利尿剂,防止医源性的肾静脉血栓形成。

第二节 血栓微血管病

血栓微血管病（thrombotic micro-angiopathy，TMA）是一组因血栓形成导致的微血管阻塞性疾病。TMA 是一组急性临床病理综合征，表现为微血管病性溶血性贫血、血小板下降及微血管内血栓形成。经典的 TMA 包括溶血性尿毒综合征（hemolytic uremic syndrome，HUS）和血栓性血小板减少性紫癜（thrombotic thrombocytopenic purpura，TTP），其他常见的 TMA 还有恶性高血压、硬皮病肾危象、妊娠相关肾病、移植相关、人类免疫缺陷病毒（HIV）相关的肾脏损害及药物相关的 TMA 等。病理学上主要表现为内皮细胞的肿胀、内皮下无定形绒毛状物质沉积和血管腔内血小板聚集形成微血栓、血管腔内栓塞及红细胞碎裂等微血管系统异常。TMA 发病急，临床表现多样，病情进展急骤，病死率极高。近年来，随着对本病认识的不断深入和血浆置换等治疗手段的不断进步，其预后明显改善。

一、病因及发病率

TMA 根据致病因素分为外源性与内源性两种。外源性致病因素包括感染、药物、虫兽咬伤和放射线照射等。内源性致病因素分为原发性和继发性，前者主要由遗传因素所致；后者则多继发于自身免疫性疾病、妊娠、肿瘤、器官移植、弥散性血管内凝血、恶性高血压、急进性肾炎等。

近年来，随着对 TMA 认识的深入，其发病率呈上升趋势。国内外报道 TMA 占急性肾衰竭的 2.7%～12%。HUS 可呈散发或流行，成人与小儿均可见，但主要累及婴儿和儿童。发生率学龄前儿童为 2.65/10 万，青春期前为 0.97/10 万。因 HUS 发病主要与大肠埃希菌感染有关，故易流行于每年的 6～9 月份。TTP 多发生于成人，发生率为 1/100 万，尤多见于妇女和白人，女：男为（3～5）：1，白人：黑人为 3：1，好发年龄在 30～40 岁。

（一）感染

感染是诱发儿童 TMA 的首位因素，常见的是细菌感染，尤其是大肠埃希菌，与 HUS 的发生有直接关系，其中的 O157：H7 型更易引起 HUS，感染的患儿在发生出血性腹泻后 1 周左右，9%～30% 可发生 HUS。其他还有沙门菌、肺炎链球菌、假单胞菌等。此外，病毒、立克次体、真菌感染也与 TMA 的发生有关,常见的如 HIV、柯萨奇病毒、埃可病毒、流感病毒、EB 病毒、单纯疱疹病毒、烟曲霉、落基山斑点热等。

(二)药物

多见于化疗药物,如丝裂霉素、长春新碱、柔红霉素、顺铂、氟尿嘧啶、博来霉素、阿糖胞苷等,尤其是丝裂霉素,若持续累积计量超过 60 mg,几乎 100%发生 TMA。其他如免疫抑制剂环孢素 A、他克莫司;抗血小板药如噻氯匹定、氯吡格雷;口服避孕药、奎宁、青霉胺及某些毒物如可卡因、三氧化二砷、CO_2、蜂毒等均可诱发 TMA。其中噻氯匹定和氯吡格雷导致的 HUS 可在用药后 3～12 周发病,发生率分别为 1/4 800～1/1 600 和 1/30 万。

(三)遗传因素

非典型性 HUS 约占所有 HUS 的 10%,其中约 14%与遗传因素有关,主要是因子 H 缺陷。因子 H 缺陷分为分泌减少和功能异常两类,前者为常染色体隐性遗传,血浆 H 因子水平低下,仅为正常值的 10%～50%,多伴有血清补体C_3低下,HUS 发病年龄较早;后者是常染色体显性遗传,血浆 H 因子水平多正常,多由于感染或药物或在妊娠等特殊状态下诱发。由遗传因素导致的 TTP 多与基因突变导致血管性血友病因子裂解蛋白酶(ADAMTS13)缺乏或活性降低有关,多在婴儿期或儿童期发病,亦可因感染、发热、手术、腹泻、妊娠等因素诱发。此外,维生素 B_{12} 代谢缺陷所导致的 HUS 也与常染色体隐性遗传有关,发病较早,病情严重。

(四)自身免疫性疾病

如系统性红斑狼疮、类风湿关节炎、干燥综合征、抗磷脂抗体综合征、强直性脊柱炎、结节性多动脉炎、多发性肌炎、冷球蛋白血症等均可引起 TMA,其中系统性红斑狼疮并发的 TMA 中 50%伴有狼疮活动的表现,89%表现为 TTP,11%表现为 HUS。

(五)器官移植

主要见于骨髓移植和肾移植的患者,发生率为 3%～7%和 16.6%～25%。可能与移植物排斥反应、高水平的抗血小板抗体、HLA-DR 不配型、长期应用抗排异药等因素有关,一旦发病,预后差,病死率高。

(六)妊娠

若合并妊娠高血压综合征、先兆子痫、胎盘早剥、HELLP 病等因素则易发生 TMA。妊娠相关的 TMA 多发生于妊娠的后 3 个月和分娩前后,HELLP 综合征及时终止妊娠可以治愈;产后 HUS 预后差,病死率高达 50%～60%。

(七)肿瘤

并发的 TMA 多见于前列腺癌、淋巴癌及胃癌等。主要与单克隆抗体 B 细胞功能异常有关,一旦发病,病势凶险,预后极差。

此外,恶性高血压、急进性肾炎等也有并发 TMA 的报道。

二、发病机制

TMA 的共同病理改变是微血栓形成。传统上认为 TTP 与 HUS 为同一疾病的两种表现,但随着人们认识水平的不断提高,发现两者具有不同的发病机制,是两种不同的临床综合征。

(一)HUS 发病机制

据临床表现分为典型性和非典型性两类,前者即 D^+ IIUS(diarrhca associated HUS),是指由大肠埃希菌感染引起的有前驱胃肠炎表现的 HUS,其发病机制主要与志贺样毒素(verotoxin,VT)作用有关,预后相对较好,不易复发,较少发展至终末期肾衰竭;后者没有胃肠炎的前驱表现,称为 D^- HUS(HUS not associated with diarrhea),多与补体因子,尤其是 H 因子缺陷有关,是家族遗传性的 HUS,预后差,复发率高,约半数进展到终末期肾衰竭。

1.志贺样毒素的作用

志贺样毒素(verotoxin,VT)包含 VT1 和 VT2,两者有高度的同源性,但生物学活性及受体结合力不同,HUS 的发病多与 VT2 有关。VT 是一种相对分子质量为 70 000 的蛋白质外毒素,由 1 个 A 亚单位(33 000)和 5 个 B 亚单位(约 77 000)组成。A 亚单位为其致病毒素,B 亚单位能与人体细胞膜上的 Gb3 受体结合,两者共同作用,导致血管内皮细胞损伤,血小板激活,微血栓形成。

正常人体,肾小球毛细血管内皮细胞、系膜细胞、肾小管上皮细胞、单核细胞和血小板膜均有较多的 Gb3 受体表达,故肾小球易受 VT 的侵袭。此外结肠上皮细胞、脑细胞亦有 Gb3 受体的表达。

(1)VT 的 B 亚单位与肾小球内皮细胞结合导致其损伤:一旦 VT 的 B 亚单位与内皮细胞膜上的 Gb3 受体结合后,则可上调该受体的表达,使之结合更多的毒素,刺激内皮细胞分泌血管性血友病因子(von Willebrand factor,vWF),导致血小板聚集;同时刺激单核细胞及肾小管上皮细胞分泌细胞因子,如 TNF-α、IL-6、IL-1、NO、P-selectin、LPS 等引发炎症反应。

（2）VT 的 B 亚单位与血小板上的 Gb3 受体结合：结合后可活化血小板，使之暴露出糖蛋白 Ⅰbα 和 Ⅱb/Ⅲa，从而更容易黏附到 vWF 多聚体上，形成血小板血栓。

（3）VT 的 A 亚单位被胞饮后直接抑制细胞内蛋白质的合成，导致内皮细胞死亡脱落，使得内皮下胶原暴露，释放组织因子，引起凝血。

（4）VT 可直接损伤系膜细胞及肾小管上皮细胞，导致严重的急性肾衰竭。

此外，在由肺炎链球菌引起的 HUS 中，与该菌产生的神经氨酸酶直接有关，该酶可暴露多种细胞中被唾液酸覆盖的抗原，产生 IgM 型冷凝集抗体，抗原与抗体相互作用，导致红细胞、血小板及内皮细胞的破坏而发生 HUS。

2.补体因子异常

主要与因子 H 有关，因子 H 是一种相对分子质量为 150 000 的糖蛋白，其 N 末端具有因子 Ⅰ（即 C_3b 的灭活因子）的辅因子活性，C 末端有 2 个 C_3b 结合域和 3 个负电荷结合域。肾小球内皮细胞和基膜含有大量的负电荷，因子 H 通过结合在内皮细胞表面，而在局部补体的灭活中发挥重要作用。若因子 H 缺陷，如分泌减少或功能异常，则可导致补体 C_3 的过度活化，损伤内皮细胞，释放组织因子，导致血小板黏附和聚集，激活凝血系统，形成血栓。

目前，国外有学者证实了志贺样毒素可通过与 H 因子结合，使补体旁路途径过度激活，损伤血管内皮。因此认为 D^+ HUS 发生同时也与补体旁路途径的过度激活有关。

此外，血浆中存在 H 因子的自身抗体、Ⅰ 因子或膜共同因子蛋白缺乏或功能异常，也可引起 C_3 通过补体旁路途径过度激活，损伤血管内皮细胞，形成血栓，发生 HUS。

（二）TTP 发病机制

主要与体内 ADAMTS13 异常有关。

正常人体内存在着血管性血友病因子（von Willebrand factor，vWF），是一种糖基化蛋白，为凝血因子Ⅷ的组成部分。vWF 可在内皮细胞（约 99%）和巨核细胞（1%）中合成，贮存于内皮细胞胞质的 Weibel-Palade 的小体和血小板的 α 颗粒中。其单体仅 225 000，通过二硫键连接可形成各种相对分子质量大小的多聚体，细胞内及血小板内贮存的多是超大相对分子质量的多聚体（unusual large von Willebrand factor，UL-vWF）。当细胞及血小板受刺激后，其内的 UL-vWF 释放，或分泌于内皮细胞表面，或进入血浆，UL-vWF 可与血小板糖蛋白 GbⅠb 受体结合，活化血小板的 Ⅱb/Ⅲa 复合体，诱导血小板聚集和黏附，形成微血栓。

正常情况下,UL-vWF 一旦从细胞内释放,则在血流切力的作用下,展开暴露其酶切位点,被其裂解酶所裂解而失活。UL-vWF 裂解酶被称为 ADAMTS13,是一种金属蛋白酶,主要由肝细胞合成,在体内以两种形式存在,一种存在于血浆中,一种位于内皮细胞表面。正常人体血浆 ADAMTS13 活性为 $79\%\sim127\%$。5% 以上的 ADAMTS13 活性就足以发挥其生理功能,各种原因导致的 ADAMTS13 缺乏或活性下降,均可进一步导致 UL-vWF 增加,血小板聚集,微血栓形成,发生 TTP。

ADAMTS13 缺乏或活性下降分家族性和获得性两种。前者是编码 ADAMTS13 的基因突变导致的,血浆中几乎检测不到其活性;后者占 ADAMTS13 缺乏或活性下降的 90% 以上,与血浆中产生的 ADAMTS13 抗体有关,ADAMTS13 抗体是一种 IgG 样的自身抗体,可抑制 ADAMTS13 的活性,抗体的产生机制尚不清楚,与抗血小板药如噻氯匹定、氯吡格雷等有关的 TTP 的发生与此机制有关,恢复期 ADAMTS13 的活性可以正常,提示是暂时的免疫调节缺陷。

其他原因如妊娠、HELLP 综合征、抗排异药、肿瘤、自身免疫性疾病如 SLE 等导致的 TMA 具体发病机制尚不明确,除可能与上述的 ADAMTS13 异常有关外,可能与 PGI_2/PGX_2 失衡及自身免疫反应有关。

三、临床表现及分型

TMA 的临床特征为 TMA 性溶血性贫血、血小板计数减少、肾脏和中枢神经系统损害。

(一)临床表现

1.一般症状

多数患者起病时有乏力,恶心、呕吐、食欲缺乏,伴或不伴有腹泻。部分患者起病时有上呼吸道感染。

2.血小板计数减少

由于微血管内血栓形成,血小板聚集、消耗增加,TMA 有明显血小板计数减少。TTP 常有明显出血,表现为鼻出血、皮肤瘀斑、眼底出血等,而 HUS 较少出现出血症状。

3.TMA 性溶血性贫血

TMA 性溶血性贫血是 TMA 的重要标志,数天内血红蛋白明显下降。急性溶血有腰背酸痛、血红蛋白尿,约半数患者有黄疸和肝大。

4.急性肾衰竭

TMA 有不同程度的肾功能减退,约 90% 以上的 HUS 有急性肾衰竭,多数

HUS可持续少尿或无尿,需进行肾脏替代治疗。而TTP肾脏损害较轻,80%的TTP仅表现为尿检异常和轻度肾功能不全。

5.神经系统症状

由于大脑皮质和脑干小血管微血栓形成,脑神经细胞缺血、缺氧,导致头痛、行为改变、视力障碍、言语困难、感觉异常、瘫痪、抽搐甚至昏迷。典型性HUS出现神经症状相对少见,而TTP则多见。

(二)临床分型

根据其临床表现和病因不同,可以对TMA进行不同的分类,其中最常见的是典型性HUS(D^+ HUS)、非典型性HUS(D^- HUS)、TTP。

1.典型性溶血性尿毒综合征

即D^+ HUS,多继发于感染,伴有胃肠炎的前驱表现,并常有下消化道出血,随后出现急性肾衰竭。一般急性起病,突然发作溶血、肾衰竭伴肉眼血尿(呈酱油色),少尿或无尿。可有轻度黄疸、皮肤和黏膜出血、神经系统等多系统症状。肾脏损害症状包括血尿、蛋白尿、少尿。长时间的少尿和/或持续性高血压是病情恶化的标志,并常导致残余肾功能减退。D^+ HUS的病程一般为2~3周,预后相对较好,90%的患者肾功能可完全恢复正常,急性期病死率为3%~5%。

2.非典型性溶血性尿毒综合征

有两种临床表现,第一种伴有炎症的前驱胃肠道症状、无尿、恶性高血压和神经系统损害,病死率高,50%患者肾功能不能恢复。第二种临床不伴有先兆性腹泻,故又称非腹泻相关性HUS(D^- HUS),此类病例中未发现产生志贺样毒素的大肠埃希菌感染,有复发性或家族性倾向。约1/3患者起病时就合并有中枢神经系统症状,如抽搐、昏迷,临床表现与TTP相似。此类HUS病因复杂,感染、药物、妊娠、自身免疫性疾病、中毒等多种疾病均可导致,部分患者无明确病因,肾脏病理损害重,主要以血管病变为主,预后差。多数患者在急性期需透析治疗,其病死率、复发率及终末期肾衰竭发生率都明显高于D^+ HUS。

3.血栓性血小板减少性紫癜

绝大多数急性TTP患者发病时有突出的神经系统症状、皮肤紫癜、发热和严重的血小板计数减少(常$<20\times10^9/L$)。同时存在急性微血管病性溶血性贫血和肾功能不全。通常以单次急性发作为特征。复发性TTP指TTP治愈4周以上而再次发作。多数复发性TTP预后较差。

四、实验室检查

微血管病性溶血性贫血是诊断TMA的重要指标,表现为迅速发生的贫血,其程度与急性肾衰竭的程度不一致；血浆内溶血，如网织红细胞、间接胆红素、乳酸脱氢酶及其同工酶升高，外周血涂片可见幼红细胞，抗人球蛋白试验阴性；裂细胞对 TMA 的诊断具有特异性，是外周血中破坏的红细胞，形态多样，有三角形、盔甲形等，裂细胞 $>1\%$ 强烈提示 TMA 的可能性。

TTP 血小板计数减少较 HUS 更加明显，发作期血小板计数通常 $<20\times10^9/L$。而 HUS 血小板计数通常为 $(30\sim100)\times10^9/L$，有些 HUS 患者血小板计数可完全正常或接近正常，凝血功能检查多正常。血小板计数减少与大量消耗有关，其抗体多不存在，白细胞计数多中度增高，HUS 患者多伴有补体 C_3 降低。TTP 患者可有 ADAMTS13 活性下降，多 $<5\%$，或查见 IgG 型的自身抗体。

尿常规可见镜下血尿、蛋白尿、管型尿，甚至无菌性脓尿等。

发生急性肾衰竭者，可见血 Cr 及血尿素氮升高、血钾升高、CO_2 结合力下降等。

五、病理学表现

TMA 在病理学表现上有共性，即微血栓形成，肾脏是主要受累脏器之一。HUS 和 TTP 又有一定的差别，前者的微血栓主要发生在肾脏，伴有明显的内皮细胞肿胀、坏死、脱落，血栓成分主要为血小板和纤维蛋白等；后者微血栓可发生于大多数组织器官，内皮细胞损伤不明显，成分以 UL-vWF 和血小板为主，不含纤维蛋白。

TMA 的肾脏病理改变可分为肾小球病变、动脉病变和肾小球及动脉混合病变 3 种类型。①以肾小球病变为主者，表现为毛细血管壁增厚、管腔狭窄、系膜区扩大、少或无系膜细胞增生、内皮细胞肿胀、内皮下间隙增宽，电镜下可见内皮下有大量稀疏的细绒毛样或颗粒样物质填充，构成双轨征，双轨征为 HUS 的特征性改变，患儿多以肾小球病变为主。②以动脉病变为主，主要见于成人，表现为内皮增生、内膜水肿，水肿增宽的内膜组织呈黏液状，可形成"洋葱皮样"改变，伴有管腔狭窄，由相应动脉供血的肾小球呈现缺血表现：肾小球毛细血管壁塌陷、皱缩，包曼囊增厚，其中黏液样内膜细胞肥厚是 TMA 的特征性病变。③部分患者可出现肾小球和动脉的联合病变，兼具上述两者的表现。

六、诊断

TMA 的诊断主要依靠典型的临床表现。临床表现为"五联征"，即微血管病性溶血性贫血、血小板计数减少、神经精神异常、肾脏损害、发热，诊断 TTP 并不困难。而在腹泻后出现微血管病性溶血性贫血、血小板计数减少、肾脏损害"三联征"，则典型性 D^+ HUS 诊断可确定。但临床实践中，HUS 与 TTP 的临床区别并不绝对，应注意鉴别。

七、治疗

充分理解各种 TMA 的发病机制对于制订个体化的治疗方案十分重要。

对于由大肠埃希菌引起的 D^+ HUS 可以自发缓解，预后相对较好。单纯应用支持疗法维持水电解质的平衡就可获得满意的疗效。一般不主张应用抗生素及缓泻剂，因前者可使细菌释放更多的 VT；后者则有增加 HUS 的危险。

针对 D^- HUS，单纯输注含有因子 H 的新鲜冻干血浆已被证实无效。若病变无自发缓解，应果断采取血浆置换或同时配合应用糖皮质激素。

由基因突变引起的家族性 TTP，可行血浆置换或血浆输注，以补充患者体内的 ADAMTS13，提高其活性。一般认为最好在发病 24 小时内行血浆置换，置换液可采用新鲜冰冻血浆、冷冻血浆上清液、有机溶剂和去污剂处理过的血浆，其中以新鲜冰冻血浆效果最佳。一般 1 天进行 1 次 1 个体积的血浆置换（40 mL/kg）即可控制病情，直至临床症状缓解，表现为神经系统症状消失、血小板计数正常、乳酸脱氢酶正常或接近正常、血红蛋白升高等。缓解期亦可间断行血浆置换，以防复发。若无条件进行血浆置换，可行血浆输注［至少 25 mL/(kg·d)］，由于附着在内皮细胞表面的 ADAMTS13 血浆半衰期 >2 天，且只需维持其活性在正常值的 5% 以上，即可有效地防止 TTP 的发生，故每 3 周输注 1 次即可。

对于体内有自身抗体导致的获得性 TTP，也需要进行血浆置换以清除体内的自身抗体及血浆中的 UL-vWF。若抗体滴度较高，单纯血浆置换无效时，可配合应用糖皮质激素控制病情，常规口服与大剂量冲击无明显差别。其他免疫抑制剂如长春新碱、环孢素 A 也可试用。

TMA 的患者，一般在没有危及生命的严重出血或颅内出血时，应避免输注血小板。抗凝及抗血小板聚集药物，如阿司匹林、双嘧达莫及肝素等也不主张应用。大剂量丙种球蛋白及维生素 E 的有效性尚待证实。脾切除会带来致命性的并发症，不能轻易进行手术。

总之，血浆置换是 TMA 的关键治疗措施，有报道其有效率可达 87.2%。其他原因导致的 TMA 除针对原发病治疗外，亦应尽早采用血浆置换治疗，或同时配合免疫抑制剂，以控制病情。部分患者由于肾脏病变严重，肾功能长期不缓解，需要进行肾脏替代治疗。

第三节 左肾静脉受压综合征

左肾静脉受压综合征又称胡桃夹综合征(nut cracker phenomenon,NCP),是指左肾静脉(left renal vein,LRV)在经过腹主动脉与肠系膜上动脉之间的夹角时受到挤压,导致回流受阻,引起左肾静脉高压,以非肾小球源性的血尿和/或蛋白尿、腰肋部疼痛不适等为主要表现的临床综合征。

一、病因及发病机制

解剖上,肠系膜上动脉从腹主动脉发出且与其形成 $45°\sim60°$ 的夹角,其间填充着肠系膜脂肪、淋巴结及腹膜等组织,左肾静脉需穿过此夹角,跨越腹主动脉的前方才能注入下腔静脉。

正常情况下,左肾静脉与下腔静脉间的压差<0.1 kPa(1 mmHg),任何原因导致的夹角变小,肾静脉受压、回流受阻,引起肾静脉高压[一般>0.4 kPa(3 mmHg)],则可导致左肾静脉与尿液收集系统之间发生异常交通,出现血尿、蛋白尿等左肾静脉受压的表现。

NCP 据初始病因的不同分为前 NCP、后 NCP 及混合性 NCP。前 NCP 是由于先天性的肠系膜上动脉起源于腹主动脉时夹角过小,且急剧下降导致左肾静脉高压所致。后 NCP 则由于腹主动脉向后移位,导致 LRV 走行于向后移位的腹主动脉与脊柱之间,从而受到挤压,引起 LRV 高压。混合性 NCP 则是 LRV 前支受压于腹主动脉与肠系膜上动脉(superior mesenteric artery,SMA)之间,而后支则被腹主动脉和脊柱挤压。

NCP 的发生主要与肠系膜上动脉及左肾静脉异常有关。前者可能与起源异常(如起源位置低或始于腹主动脉侧部)、畸形或有异常分支有关;后者亦有起源和分支异常两种情况。

此外,左肾下垂导致 LRV 受牵拉,SMA 起源处有过多的纤维组织增生包绕也与 NCP 的发生有关。

二、临床表现

国内报道,本病好发于男性,男∶女为 25∶4,青春期好发,与身体发育迅速、体型变化较快有关。国外则多见于女性,发病高峰年龄在 30~40 岁,尤其是身高超过平均值且身体虚弱的人更易发生。

临床主要表现为非肾小球源性的血尿和/或蛋白尿、左侧腰胁部疼痛不适等,多在运动、感冒及傍晚时加重。

部分患者可出现盆腔挤压综合征的表现,如痛经、性交不适及性交后疼痛、下腹痛,排尿困难、阴部及下肢血管静脉曲张及情绪异常等。

儿童及青春期的患者,因直立调节障碍可能出现全身症状,表现为晨起或直立后头晕、头痛,腹部隐痛、胸闷、心慌等,也可出现慢性疲劳综合征的表现。

三、辅助检查

辅助检查包括尿沉渣红细胞形态学检查、静脉尿路造影、膀胱内镜检查、选择性尿细胞学检查、彩色多普勒超声检查、CT 或磁共振血管成像检查、肾静脉和下腔静脉压的测定及肾活检等。

对于检查方法的选择,应据临床表现来定,当患者有典型的腰腹痛及单侧血尿时,需直接确定血尿原因;当患者无血尿或泌尿系统表现时则需要进一步检查以明确有无血管畸形。

彩色多普勒超声是怀疑有左肾静脉受压综合征患者的首选检查。需在肾门水平和左肾静脉穿越腹主动脉与肠系膜上动脉这两个水平面分别测定 LRV 横径及其血流速度,国外文献报道当两处所测的 LRV 横径超过 5 倍时则应疑诊 NCP,其敏感性在 78%,特异性可达 100%。

CT 或磁共振血管成像也是诊断 NCP 的常用检查技术,两者可具体描述 LRV 及 SMA 和下腔静脉在解剖学上的结构。相比较而言,前者为无创性检查,但具有放射性;后者无放射性且可在不同层面进行扫描,可更加清晰地显示血管的走行及结构。

逆行肾静脉造影联合肾静脉与下腔静脉间压差测定被认为是诊断 NCP 的"金标准"。静脉造影可清晰地显示 LRV 狭窄处,LRV 和下腔静脉间压差正常在 0~0.1 kPa(0~1 mmHg),当其压差>0.4 kPa(3 mmHg)时,则利于确诊 NCP。

四、诊断

对于反复发作的肉眼血尿或无症状性镜下血尿,伴左侧腰部及腹部疼痛,均应考虑到本病的可能性。可根据具体情况选择相应辅助检查以明确诊断。

NCP 的诊断标准主要有以下几个方面:①膀胱镜检查确诊血尿来源于左侧输尿管开口;②尿中红细胞形态正常(均一型红细胞>80%);③尿 Ca^{2+} 排泄量正常,尿 Ca^{2+}/Cr<0.2;④彩色多普勒超声或 CT 等检查显示 LRV 扩张,平卧位时 LRV 扩张段(a)与狭窄段(b)之比>2,脊柱后伸 20 分钟后,a/b>3;⑤LRV

与下腔静脉间的压差＞0.5 kPa(3.7 mmHg)；⑥除外高钙血症、肿瘤、结石、感染、畸形等其他原因导致的非肾小球性血尿；⑦必要时行肾穿刺检查显示肾组织正常或轻微病变。多数学者认为符合前4条即可诊断NCP。

需要指出的是，对于血尿和蛋白尿并存的患者，即使影像学检查符合NCP的诊断标准，在做出诊断前也应慎重考虑。因血尿与蛋白尿并存的患者常伴有器质性肾小球疾病，故应慎重排除，同时要注意长期随访，密切监测病情变化。

五、治疗

本病目前尚无特异性的治疗方法。对于单纯性镜下血尿或间断性肉眼血尿的患者，若无明显疼痛且血红蛋白正常，可不给予治疗，密切观察即可，大多数的青春期患者随着年龄的增长、侧支循环建立及SMA起始部周围脂肪组织的增加，从而使阻遏程度得以缓解，症状可自行消失。

对于血尿症状严重，甚至有贫血倾向，或因血凝块而引起腹痛的患者，可采用手术或介入治疗，解除LRV受压现象，缓解临床症状。

手术治疗主要包括LRV及SMA移位术。前者是在LRV注入下腔静脉处切开，修复下腔静脉的同时在远离SMA处重新将LRV吻合于下腔静脉；后者手术原则与前者相同，也是将SMA起源于腹主动脉处切开后吻合于其下方，使之远离LRV。

血管移位手术可以成功解除LRV受压，但可导致出血、血栓及肠麻痹等并发症，临床应注意积极处理。

介入治疗即血管内支架置入术，是在局麻下经数字减影血管造影引导，将金属支架置入LRV狭窄处，同时将其边缘固定在下腔静脉，从而解除血管狭窄，缓解临床症状。血管内支架置入因可以引起纤维肌细胞增生，而纤维肌细胞增生可能导致血管阻塞，故其长期临床疗效尚待进一步评估，且行支架介入治疗的患者应长期进行抗血小板治疗。

总之，左肾静脉受压综合征是青春期少年常见的血尿原因，临床多为良性，随着年龄增长，可以自行缓解，部分严重病例需行手术或介入治疗，但大多预后良好。

第六章

肾间质疾病

第一节　急性间质性肾炎

间质性肾炎指肾脏间质有炎症细胞浸润和水肿或纤维化,因常伴有不同程度的肾小管损伤,故又有肾小管-间质性肾炎之称。急性间质性肾炎原指各种感染引起的肾脏的形态学特征,现指各种原因引起的一种临床病理综合征,特征是临床急性起病,肾功能急剧恶化,在 GFR 下降同时常有肾小管功能不全;病理以肾间质炎性细胞浸润、水肿伴有小管上皮细胞退行性变、坏死为病理特征。急性间质性肾炎是急性肾衰竭的重要原因之一,占急性肾衰竭的 $10\%\sim15\%$。

一、病因

(一)感染

甲组链球菌、金黄色葡萄球菌、白喉杆菌、布氏杆菌、钩端螺旋体菌、军团菌,弓形体、EB 病毒及肺炎支原体、大肠埃希菌、流行性出血热病毒、麻疹病毒等,都可引起急性间质性肾炎。

感染引起间质性肾炎的机制尚不完全清楚,其中有些病原体可直接侵入肾脏,参与间质炎症反应的细胞由产生抗侵入病原体抗体的细胞和参与吞噬有关的细胞组成。侵入肾脏的细菌释放内毒素或外毒素,直接损伤组织,通常为微生物直接侵袭肾脏并在肾脏内繁殖所引起的肾间质化脓性炎症,即肾盂肾炎等。

由系统感染(多为肾外感染)引起的变态反应所致的急性间质性肾炎,其病原体包括细菌、病毒、螺旋体、支原体、原虫及蠕虫等。如由汉坦病毒引起的肾出血热综合征、由黄疸出血型钩端螺旋体引起的钩端螺旋体病等。

(二)药物

药物变态反应引起的急性间质性肾炎是目前临床上最常见的类型。与急性间质性肾炎强相关的药物有甲氧西林、青霉素类、头孢菌素Ⅰ、非甾体抗炎药和西咪替丁;可能相关的药物有羧苄西林、头孢菌素类、苯唑西林、磺胺类、利福平、噻嗪类、呋塞米、白细胞介素、苯茚二酮;弱相关的药物有:苯妥英钠、四环素、丙磺舒、卡托普利、别嘌醇、红霉素、氯霉素和氯贝丁酯。其中由抗生素引起的急性间质性肾炎占大多数。

药物性急性间质性肾炎一般是由变态反应引起的,与直接毒性作用关系不大,因急性间质性肾炎仅在用药的少数患者中发生,与用药剂量无关,肾脏损伤常伴有过敏的全身表现(发热、皮疹、嗜酸性粒细胞计数增多、关节痛),再次接触同一药物或同类药物时仍可再发生反应,循环中有某些致病药物的抗体,同时有一些体液或细胞免疫介导反应的证据。

(三)代谢性原因

严重的代谢失调,如高血钙、高尿酸血症和低血钾等可导致急性间质性肾炎。

(四)其他原因

其他原因有继发于肾小球肾炎、继发于系统性红斑狼疮(SLE)、继发于肾移植、代谢性原因、特发性急性间质性肾炎等。在各种免疫复合物型疾病中,SLE最常见在肾小管基膜和肾小管周围毛细血管壁有免疫复合物沉积(50%)。60%的患者有单核细胞引起的局灶性或弥漫性间质浸润,伴或不伴中性粒细胞和浆细胞,肾小管有不同程度的损伤。弥漫增生性较膜性或局灶增生性狼疮肾炎常见肾小球外免疫沉积物,肾小管间质性肾炎也较为常见。人们早已注意到肾小球肾炎可伴有间质炎症反应,但只是在近些年才重视其机制的研究。继发于肾移植,肾小球外免疫球蛋白的沉积只是促发间质反应诸因素之一。沿肾小管基膜线状和颗粒状沉积物均有报告,多数都能洗脱出抗-TBM抗体。

(五)特发性急性间质性肾炎

另有一些患者找不到任何致病因素称为特发性急性间质性肾炎,这类患者唯一共有的特征是可逆的急性肾衰竭、肾间质水肿和单核细胞浸润。

二、发病机制

感染的病毒、细菌及其毒素可直接侵袭肾脏引起间质损伤,一些药物、毒物、物理因素及代谢紊乱亦可直接导致急性间质性肾炎。但是产生急性间质性肾炎的主要原因是免疫反应，包括抗原特异性和非抗原特异性所致的肾间质损伤。研究证实，由细胞介导的免疫反应途径在急性间质性肾炎的发病中起了重要作用。运用单抗免疫组化进行研究，发现肾间质中参与炎症反应的浸润细胞大多为 T 细胞，以 CD4 细胞占多数；但在由非甾体抗炎药（NSAIDs）、西咪替丁、抗生素类药物引起的病例中，则以 CD8 细胞略占多数。

经典抗原介导的免疫性间质性肾炎是抗肾小管基膜抗体性间质性肾炎，循环血中可测得抗原特异性 IgG。肾小管基膜上可见 IgG 呈线性沉淀，或颗粒状沉积于某些系统性红斑狼疮和干燥综合征患者的肾小管基膜上，这种表现在其他急性间质性肾炎病例中极为罕见。间质内浸润细胞发病初多为中性粒细胞，2周后转为单核细胞。

三、临床表现

（一）全身过敏表现

常见药疹、药物热及外周血嗜酸性粒细胞增多，有时还可见关节痛及淋巴结肿大。但是由非甾体抗炎药引起者常无全身过敏表现。过敏症状可先于肾衰竭1周前发生，也可同时发生。大多数患者（60%～100%）有发热，30%～40%的患者有红斑或斑丘疹样皮损、瘙痒，但关节痛无特异性，较其他症状少见。偶有腰痛，可能与肾被膜紧张有关。1/3 的患者有肉眼血尿。

（二）急性感染的症状

感染引起的急性间质性肾炎主要见于严重感染和有脓毒血症的患者，症状有发热、恶寒、腰痛、虚弱等，血中多形核白细胞计数增高。急性肾盂肾炎为其典型的表现。

（三）尿化验异常

患者常出现无菌性白细胞尿、血尿及蛋白尿。蛋白尿多呈轻度，但当非甾体抗炎药引起肾小球微小病变型肾病时却常见大量蛋白尿，并可由此引起肾病综合征。

感染性急性间质性肾炎患者尿中以多形核白细胞为主，可见白细胞管型，并有少量红细胞和尿蛋白。过敏性急性间质性肾炎患者 80% 以上有血尿、蛋白尿和脓尿，90% 有镜下血尿，发现嗜酸性粒细胞尿强烈提示药物过敏引起的急性间质性肾炎。

蛋白尿一般是肾小管性的,很少达肾病综合征的程度,多在 1.2 g/d 以下,但非甾体抗炎药引起的急性间质性肾炎,尿蛋白可达肾病范围,嗜酸性粒细胞尿不如其他常见。

依据临床和无红细胞管型除外急性肾小球肾炎和血管炎后,尿中嗜酸性粒细胞有助于急性肾小管坏死与过敏性间质性肾炎的鉴别,但无嗜酸性粒细胞不具鉴别价值,这是因为许多急性间质性肾炎患者无嗜酸性粒细胞尿,并且嗜酸性粒细胞尿随时间而异。特发性急性间质性肾炎患者尿中嗜酸性粒细胞不增加,伴有眼葡萄膜炎的患者有嗜酸性细胞尿。

(四)肾功能损害

1.肾小管功能不全

间质损伤的基本表现即肾小管功能不全。由于肾小管各段的功能不同,肾小管功能不全的类型与损伤部位有关,而损伤的程度决定功能不全的严重性。皮质部位的肾小管间质损伤主要影响近端肾小管或远端小管,髓质部位的损伤影响髓襻和集合管,从而决定了各自的表现。影响近端肾小管的病变导致 HCO_3^- 尿(Ⅱ型肾小管性酸中毒)、肾性糖尿、氨基酸尿、磷酸盐尿和尿酸尿。肾功能不全患者若见血磷和尿酸盐水平降低应怀疑有肾小管间质疾病。远端小管受损出现Ⅰ型肾小管性酸中毒、高血钾和失盐。影响髓质和乳头的病变累及髓襻、集合管和产生及维持髓质高渗所必需的其他髓质结构,导致肾性尿崩症、多尿和夜尿。但临床上所见肾小管受影响并非单一的,在同一病例可见多种功能异常。

2.急性肾衰竭

患者表现为急性肾衰竭伴或不伴少尿,并常因肾小管功能损害出现肾性糖尿、低比重及低渗尿。急性间质性肾炎引起的肾功能损害包括从单纯的肾小管功能不全到急性肾衰竭。据报道,本病引起的急性肾衰竭占急性肾衰竭总数的13%。急性肾衰竭时可见少尿或无尿,如初始的症状和体征未察觉而继续用致病性药物时常见少尿。

(五)继发性急性间质性肾炎的表现

患者表现以原发病为主,继发性急性间质性肾炎的表现无特异性。原发病伴有间质病变时肾功能损害多加重。但 SLE 和肾移植患者在肾小球病变不明显时,突出的间质病变即可导致急性肾衰竭。这在 SLE 患者常发生在有肾外和血清学各种表现的患者,尽管肾功能恶化,尿液分析却无多少异常。急性尿酸性肾病表现为少尿、结晶尿和血尿。

(六)特发性急性间质性肾炎的表现

这是指少数经肾组织活检证实为急性间质性肾炎却无任何诸如药物、感染及全身疾病等致病因素,除急性肾衰竭外其他临床表现无特异性,无发热和皮疹,伴眼葡萄膜炎的特发性急性间质性肾炎。患者常伴有非少尿型 ARF,可见于各年龄组男女患者,以中年女性多见。皮疹、嗜酸性粒细胞增多等全身变态反应少见,大多有高γ球蛋白血症,血沉增快,近端肾小管重吸收钠的能力降低,并出现糖尿、氨基酸尿、中等量的蛋白尿。少数患者免疫荧光检查可见肾小管基膜有颗粒样沉积。多数预后较好,有的自然缓解,对皮质激素疗法有的有效,有的无效。眼葡萄膜炎易复发。

(七)肾活检

组织学表现无特异性,对病因学无提示作用,化脓性感染引起的大量嗜中性粒细胞例外。最常见的表现是间质水肿引起的肾小管分离。间质的炎症细胞主要是淋巴细胞、浆细胞或巨噬细胞,各自的比例随类型而异。有些病例见嗜酸性粒细胞,尤其是药物变态反应引起的间质性肾炎。炎细胞灶是局灶性的,但有时可呈弥漫性实质损害。药物引起的变态反应偶可见巨细胞。肾小管有各种变化,在一些病例因间质肿胀而移位。在另一些病例,肾小管萎缩,或其数目明显减少。肾小管常有扩张,内排列低级的上皮细胞,这种情况当有急性肾衰竭时特别常见。有时可见小的坏死区域,常由炎症细胞引起。肾小管管型的数目不一。动脉和小动脉常不受影响,但在老年病例和高血压病病例,小动脉可见某种程度的内膜增厚。在伴有急性肾衰竭的病例,于直小血管可见有核细胞。在大多数病例肾小球无异常,但在肾衰竭的患者肾小球囊内排列的细胞具有肾小管细胞的特征。电镜和免疫荧光显微镜检查可见线型或颗粒型免疫沉积物,成分有IgG、IgM、C_3 和自身抗原等。

四、诊断及鉴别诊断

(一)诊断

根据病史和体格检查,结合临床表现和实验室检查,便可做出诊断。感染引起的急性间质性肾炎发生在严重的肾脏或全身性感染患者;有的在用抗生素期间出现急性间质性炎症,倾向于是药物引起的,但不能排除感染引起的病变。药物引起的急性间质性肾炎发生在开始用药后的3~30天内,有变态反应的全身表现及肾脏方面的表现。继发性的急性间质性肾炎表现以原发病为主,兼有肾小管受损的表现,或伴有肾小管间质损伤后病情恶化加速,偶见以肾小管间质病变为主导致肾衰竭者。常先有肾小球疾病的临床表现如蛋白尿、水肿、高血压等,在若干时间之后,突然出现小管-间质受损的症状,如多尿、夜尿、低渗尿等。

急性间质性肾炎的典型病例常有:①近期用药史;②全身过敏表现;③尿化验异常;④肾小管及肾小球功能损害。一般认为若有上述表现的前两条,再加上后两条中任何一条,临床急性间质性肾炎即可诊断成立。但非典型病例常无第二条,必须依靠肾穿刺病理检查确诊。

(二)鉴别诊断

有急性肾衰竭、血尿和蛋白尿的急性间质性肾炎,需与急性肾小球肾炎及急性肾小管坏死相鉴别。

1.与急性肾小球肾炎鉴别

急性肾小球肾炎患者在用抗生素的当时或用药后的很短时间内即可发生严重的肾衰竭,常见红细胞管型和低补体血症;而在急性间质性肾炎患者,疾病发生在开始治疗后的较长时间,补体正常,嗜酸性粒细胞增多,可见嗜酸性粒细胞尿,无红细胞管型。

2.与急性肾小管坏死鉴别

急性肾小管坏死患者尿中可见游离的肾小管上皮细胞、灰褐色的颗粒管型和上皮细胞管型;有些药物既能引起急性间质性肾炎,也能引起其他肾脏病,如非甾体抗炎药可使原有的肾脏病加剧,利福平可导致急性肾小管坏死等,一般可借助于尿液分析进行鉴别诊断。

五、治疗

(1)感染所致的急性间质性肾炎应进行抗感染治疗,参照尿路感染治疗。

(2)药物所致的急性间质性肾炎首先停用致敏药物。去除变态原后,多数轻症急性间质性肾炎即可逐渐自行缓解。但有的病例肾功能恢复不完全,功能恢复的程度和速度与肾脏病变的严重性有关。无氮质血症的病例,尿沉渣在几天内可转为正常;肾功能不全的病例则可能需要 2～4 个月的恢复时间。

(3)免疫抑制治疗:重症病例宜服用糖皮质激素如泼尼松每天 30～40 mg,病情好转后逐渐减量,共服用 2～3 个月,能够加快疾病缓解。激素的使用指征为:①停用药物后肾功能恢复延迟;②肾间质弥漫细胞浸润或肉芽肿形成;③肾功能急剧恶化;④严重肾衰竭透析治疗。为冲击疗法或口服,很少需并用细胞毒药物。

(4)继发性急性间质性肾炎的治疗：积极治疗原发病，如 SLE，干燥综合征等。

(5)特发性急性间质性肾炎的治疗：主要是用糖皮质激素，有的无效。部分病例能自然缓解。

(6)急性肾衰竭的治疗可用支持疗法，表现为急性肾衰竭的病例应及时进行透析治疗。

六、预后与转归

急性间质性肾炎的预后较好，大多数为可逆性，少数患者可遗留肾损害，并发展为终末期肾衰竭。其预后主要与疾病的严重程度、肾功能状况、肾间质浸润的程度、急性肾衰竭的持续时间和年龄等有关。

第二节 慢性间质性肾炎

一、概述

慢性间质性肾炎又称为慢性肾小管间质肾病（CTIN），是一组由多种病因引起的慢性肾小管间质性疾病。临床以肾小管功能障碍为主，表现为尿浓缩功能异常、肾小管性酸中毒、Fanconi 综合征、低钾血症等，罕见水肿、大量蛋白尿和高血压。伴随有进展性慢性肾衰竭。

病理表现以肾间质纤维化、单个核细胞浸润和肾小管萎缩为主要特征，早期可无肾小球及血管受累，晚期存在不同程度肾小球硬化、小血管壁增厚或管腔闭塞。

多种原发或继发性肾小球疾病都可以伴有慢性肾小管间质病变，即继发性间质性肾炎。

多种病因均可引起本病，常见病因与急性肾小管间质性肾炎类似。①药物所致：如镇痛剂肾病、马兜铃酸肾病、钙调素抑制剂相关肾病、锂相关肾病等。②代谢异常相关慢性间质性肾炎：如慢性尿酸肾病、低钾性肾病、高钙性肾病等。③免疫相关的慢性间质性肾炎：如干燥综合征、系统性红斑狼疮、结节病等合并的慢性间质性肾炎。④特发性：如肾小管间质性肾炎-眼色素膜炎综合征（TINU

综合征)。

二、入院评估

(一)病史询问要点

1.临床症状

慢性间质性肾炎起病隐匿,临床症状缺乏特异性。

(1)小管功能受损的表现:有时在疾病早期可以出现,多表现为多饮、多尿、烦渴、夜尿增多。存在此类症状时应注意区分失眠、精神性、糖尿病等引起的多尿或夜尿增多。

(2)慢性肾衰竭的相关临床症状:多在疾病的晚期出现。

(3)不同病因引起慢性间质性肾炎时各自的特异性表现,此类症状多依靠系统回顾来获得。如长期疼痛症状、存在脏器移植病史或自身免疫性疾病,高尿酸血症常见的痛风结节或结石病临床表现、低钾血症导致的肌无力、高钙血症导致的神经肌肉异常(记忆力减退、抑郁、精神错乱、肌无力等)、消化系统症状(恶心、呕吐、腹痛、便秘等),干燥综合征引起的眼干、口干等症状;或其他系统性疾病导致的相关症状。

2.相关病史

(1)用药史:①止痛剂,长期滥用止痛剂或咖啡因、可待因的病史。②含有马兜铃酸成分的中药。如广防己,关木通、青木香、天仙藤、寻骨风等。③钙调素抑制剂,如环孢素和他克莫司。④锂制剂,通常用于治疗精神抑郁躁狂疾病。⑤其他毒物接触史,如斑蝥素、鱼胆等生物毒素接触史;铜、铅、镉、汞等重金属接触史。

(2)既往疾病史:如风湿性关节炎、干燥综合征、SLE、结节病等系统性疾病史;痛风、低钾血症病史;恶性肿瘤病史;神经精神疾病病史;脏器移植病史等。

(二)体格检查

慢性间质性肾炎本身在疾病早期没有特异性体征,晚期可以见到慢性肾功能不全的相关体征。有时可以见到合并疾病的相关体征。

(三)实验室检查

1.肾小管功能障碍表现

间质性肾炎都有不同程度的肾小管功能障碍,具体表现因肾小管受累部位不同而各异。近端肾小管受损可以出现肾性尿糖、氨基酸尿、低尿酸血症、低磷血症、近端肾小管性酸中毒或 Fanconi 综合征。髓襻损伤可导致多尿和夜尿增多。远端小管功能障碍可以出现低钾血症、远端肾小管性酸中毒。集合管功能障碍可能引起多尿或肾性尿崩症。

尿检显示低比重尿、低渗尿。尿中 β-微球蛋白、维生素结合蛋白（RBP）、N-乙酰-β-D 氨基酸葡萄糖苷酶（NAG）和溶菌酶水平升高。

2.慢性肾衰竭

在疾病晚期可以出现慢性肾功能不全相关的实验室检查异常。

3.尿液检查

（1）蛋白尿：多为少量蛋白尿，定量常<1 g/d。

（2）白细胞尿：可表现为无菌性白细胞尿或无菌性脓尿。

（3）血尿：少见，多为镜下血尿。

4.其他实验室检查

（1）贫血：促红细胞生成素（EPO）是由肾皮质间质细胞分泌的一种激素。慢性间质性肾炎时 EPO 生成减少明显，可以引起贫血，其贫血程度往往重于肾功能损害程度。

（2）血尿酸：高尿酸肾病时可以存在高尿酸血症，其他原因导致的慢性间质性肾炎可以出现低尿酸血症。

（3）血钾：慢性肾功能不全可以出现高钾血症，但慢性间质性肾炎往往因为存在远端肾小管功能障碍而导致低钾血症，而低钾性肾病更是有存在长期低钾血症的情况。

（4）血钙、血磷：慢性肾功能不全通常表现为低钙高磷，如果出现高钙血症应警惕高钙性肾病的可能。而低磷血症在除外营养不良后往往提示存在近端肾小管功能受损。

（5）酸中毒：除慢性肾功能不全可能导致代谢性酸中毒外，因为往往存在肾小管性酸中毒，所以此类患者通常存在较为严重的代谢性酸中毒。

（四）影像学检查

慢性间质性肾炎时双肾往往显著萎缩，表面凹凸不平，尤其是马兜铃酸肾病时，肾萎缩非常明显，有时与肾衰竭程度不符。

X 线或 CT 检查发现肾乳头钙化、肾皱缩、肾凹凸不平对止痛剂肾病的诊断大有帮助。

（五）病理检查

慢性间质性肾炎的病理改变以肾间质纤维化，伴单个核细胞浸润、肾小管萎缩、管腔扩张、上皮细胞扁平和小管基膜增厚为特征。免疫荧光检查多为阴性。电镜检查对慢性间质性肾炎的意义不大。

三、诊断及鉴别诊断

在临床上当患者存在长期肾小管功能障碍表现伴有慢性肾功能不全,同时尿常规检查多为阴性或轻微异常,伴双肾明显萎缩和与肾衰竭程度不符的重度贫血,再结合详细的病史采集,慢性间质性肾炎的诊断多可建立。也应注意对可能病因的寻找和分析,以及对各种并发症的诊断。

四、治疗

治疗的关键是早期诊断。慢性间质性肾炎治疗原则包括:①去除病因,停用相关药物、清除感染灶、解除梗阻等。②对症支持治疗,EPO治疗、纠正水、电解质、酸碱失衡。③促进肾小管再生,冬虫夏草制剂等。④免疫抑制剂,只用于自身免疫性疾病、药物变态反应等免疫因素介导的慢性间质性肾炎。⑤抑制间质纤维化,积极控制血压,使用钙通道阻滞剂、ACEI或ARB类药物,低蛋白饮食等。出现慢性肾功能不全时还应针对慢性肾衰竭及其并发症进行治疗。

针对不同原因导致的慢性间质性肾炎还有相应不同的特殊治疗,如高尿酸时积极降尿酸治疗。

第三节　低钾血症肾病

机体长期缺钾,可造成低钾血症肾病。

一、病因

(1)胃肠道过度丢失钾离子:腹泻、呕吐、过度通便(服缓泻剂)等。

(2)尿中丢失大量钾:包括肾小管性酸中毒和其他慢性肾疾病。

(3)大量使用糖皮质激素:如激素治疗、Cushing病和原发性醛固酮增多症等。

(4)原因不明:如使用某些减肥药及利尿剂(氢氯噻嗪)等。由于低钾血症长期持续,引起低钾肾病。

二、病理

随着机体缺钾,肾组织含钾量减少,肾乳头及髓质内钾的减少更明显。引起近端、远端肾小管细胞内的大空泡变性,髓襻基膜增厚,集合管发生显著变化,显示上皮细胞肿胀,空泡形成,变性坏死。有些病例亦可见肾间质纤维化。肾小球及血管一般无损害。在罕见的情况下,严重的长期缺钾,有可能引起固缩肾。

三、临床表现

患者肾小管反流倍增机制被破坏,肾离子交换障碍,肾髓质间液不能成为高渗;集合管对水通透性降低、损坏钠泵,影响水的重吸收,远端肾小管对抗利尿激素反应降低及肾内前列腺素合成增加。患者表现为肌无力,周期性四肢麻痹,烦渴,多尿、低比重尿、明显夜尿增多等,甚至可发生肾性尿崩症。发生间质损害后,可引起肾小管酸化尿功能障碍。本病常伴发肾盂肾炎,晚期病变患者偶可发生肾衰竭。

四、实验室检查

低血钾、高血钠、代谢性碱中毒、尿比重低、原发性醛固酮增多症的患者,醛固酮分泌增多,导致水钠潴留,体液容量扩张而抑制肾素-血管紧张素系统,所以患者有尿中醛固酮增多、血浆肾素活性低、患者对缺钠的反应迟钝等表现。

五、治疗及预后

确诊为低钾血症肾病的患者,应给予积极的补钾治疗,患者的症状可望在短期内改善。在治疗的过程中需要注意的是,患者由于长期多尿,使尿钙、尿镁、尿磷排出增多,甲状旁腺激素(PTH)的合成需要镁的参与,所以低血镁使PTH分泌减少,使血钙浓度下降。如果没有及时补充钙剂、镁剂、磷剂,可造成患者低血钙抽搐的发生。所以在治疗的过程中,要同时监测患者血钙、血镁、血磷的情况,并随时给予补充。

早期病变是可逆的,一般纠正缺钾后数月,肾功能可改善或恢复。在晚期已发生肾间质瘢痕形成者,则病变不能恢复。

第七章

代谢性疾病肾损害

第一节 尿酸肾病

随着经济水平的提高及生活水平的改善,居民饮食结构发生了巨大的变化,高蛋白质和高嘌呤食物的不断摄入,使得高尿酸血症的发生率不断增加。高尿酸血症逐渐变成一种常见病,在西方国家的发病率平均为 15% 左右,我国发病率约 10%,且近年发病率有增高趋势。高尿酸血症常伴随肾脏疾病和心血管疾病,因此目前对其的研究已成为热点。国外研究发现,高尿酸血症是肾脏疾病发生和发展的独立危险因素,其危险指数高于蛋白尿。为了真正认识高尿酸血症对肾脏的影响,国外已成功建立了高尿酸血症的实验动物模型,这为今后的研究打下了基础,有力地推进了该方面研究的进展。

一、定义及病因

(一)定义

血尿酸水平男性>416 μmol/L,女性>386 μmol/L,诊断为高尿酸血症。

(二)病因

尿酸是嘌呤代谢的终产物,人体内尿酸总量的 4/5 由细胞内核酸分解代谢产生,其余的 1/5 是由人体摄入的含有丰富嘌呤的食物产生。尿酸生成过程中有谷酰胺磷酸核糖焦磷酸转移酶、次黄嘌呤核苷磷酸脱氢酶、腺嘌呤琥珀酸合成酶、次黄嘌呤鸟嘌呤磷酸核糖转移酶和黄嘌呤氧化酶五种酶的参与。人体每天生成并排泄的尿酸有 600~700 mg,其中 1/3 通过肠道排泄,另外 2/3 通过肾脏排泄。尿酸的排泄分为 4 步:首先 100% 通过肾小球滤过,然后 98%~100% 被近曲肾小管重吸收,随后 50% 左右的尿酸被肾小管重分泌,分泌后的约 40% 再次被肾小管重吸收。最终从尿中排出的尿酸是重吸收后的剩余部分,大约有10%。

二、发病机制

人类缺少尿酸分解酶,而其他大多数动物体内均存在尿酸分解酶,能使尿酸进一步分解成尿囊素,尿囊素为无毒物质,水溶性好,容易随尿排出,很少在体内蓄积,不产生结晶,也不会沉积在组织内形成痛风结石,因此高尿酸血症和痛风是人类特有的疾病,尿酸升高机制可分为产生过多和/或尿酸经肾脏清除过少2种。

(一)尿酸升高机制

1.尿酸生成过多

(1)外源性的嘌呤摄入过多:血清尿酸含量与食物内嘌呤含量成正比,严格控制嘌呤摄入量可使血清尿酸含量降至60 μmol/L,尿中尿酸分泌降至1.2 mmol/L,正常人尿中尿酸排出量随血尿酸浓度增加而增加。正常成人进食低嘌呤饮食,每天尿中尿酸排出量可低于400 mg;如进食高嘌呤饮食,每天尿酸排出量可>1 g;在正常饮食情况下,每天尿酸平均排出量为700 mg。可见,严格控制饮食中的嘌呤含量对降低血尿酸是非常重要的。

(2)内源性嘌呤产生过多:内源性嘌呤代谢紊乱较外源性因素更重要。嘌呤合成过程中酶的异常如磷酸核糖焦磷酸酸合成酶活性增加,次黄嘌呤-鸟嘌呤磷酸核糖转移酶缺乏,葡萄糖-6-磷酸酶缺乏,谷酰胺磷酸核糖焦磷酸转移酶和黄嘌呤氧化酶的活性增加,均可导致内源性嘌呤含量的增加。

(3)嘌呤的代谢增加:某些情况,如横纹肌溶解、肿瘤的放化疗、过度运动等都可加速肌肉ATP的降解,产生过量的嘌呤。

2.肾脏对尿酸的清除减少

尿酸通过肾脏代谢的途径主要经过肾小球的滤过、近端肾小管对原尿中尿酸的重吸收、分泌和分泌后重吸收。肾功能减退使肾小球滤过率降低,或近端肾小管对尿酸的重吸收增加和/或分泌功能减退时,均可导致血尿酸升高而致病。

(二)尿酸引起肾脏损伤机制

1.高尿酸血症引起肾脏内皮细胞的损伤

有研究发现,尿酸可通过抑制NO产生和刺激内皮细胞增殖而导致内皮细胞损伤。

2.高尿酸血症诱导高血压和肾小球肥大

有动物试验显示:高尿酸血症的大鼠解剖后发现肾小球肥大、纤维化甚至硬化。

3.高尿酸血症诱导产生肾小球血管病变

高尿酸血症大鼠模型肾脏病理显示:高尿酸血症导致肾脏损伤主要表现为入球小动脉增厚、肾皮质血管收缩、肾小球内高压、轻度小管间质纤维化和肾小球肥大,最终出现肾小球硬化。此外,尿酸可通过激活 P38MAPK 和 AP-1 途径,增加 MCP-1 的表达从而刺激炎症反应,引起血管平滑肌的损伤。

三、临床表现

(一)尿酸肾病

尿酸肾病又称痛风性肾病,该病起病隐匿,多见于中老年患者,85%的患者在 30 岁后发病,男性多见,女性多在绝经后出现。早期表现为轻微的腰痛及轻度的蛋白尿,尿蛋白以小分子蛋白尿为主。由于尿酸结晶沉积于肾小管-肾间质,导致肾小管损伤,所以尿浓缩和稀释功能障碍为肾脏受累的最早指征。晚期,肾病变累及肾小球,使肌酐清除率逐渐下降。

(二)尿酸结石

原发性高尿酸血症发生尿酸结石的危险性高,是正常人的 1 000 倍,尿酸生成增多且从肾脏排泄量增大,可促进高尿酸患者形成尿酸结石。结石大者可引起肾绞痛及肉眼血尿。大的结石可引起尿路梗阻致使尿流不畅,引起继发性尿路感染,在临床上表现为肾盂肾炎。

(三)急性尿酸肾病

起病急骤,由短时间内大量尿酸结晶堆积于肾脏集合管、肾盂和输尿管所致的少尿型急性肾衰竭。

四、诊断及鉴别诊断

具备以下条件提示尿酸肾病的诊断:①男性患者有小至中等量的蛋白尿伴镜下血尿或肉眼血尿、高血压、水肿、低比重尿伴发关节炎症状;②血尿酸升高($>390\ \mu mol/L$),尿尿酸排出量增多($>4.17\ mmol/L$),尿呈酸性($pH<6.0$);③肾脏病和关节炎并存或肾脏病前后出现关节炎者。肾活检为肾间质-肾小管病变,在肾小管内找到尿酸盐结晶可确诊。

鉴别要点如下。①尿酸肾病:血尿酸和血肌酐升高常不成比例,血尿酸/血肌酐>2.5,而其他原因引起的慢性肾衰竭血尿酸/血肌酐<2.5,并且高尿酸血症出现于氮质血症之前。②高尿酸血症:多为间质性肾损害,并常有尿酸性尿路结石。③排除肿瘤及化疗和利尿剂所导致的继发性高尿酸血症。

五、治疗

控制高尿酸血症是防治高尿酸血症肾病的重要措施。

(一)饮食控制

避免进食嘌呤含量丰富的食物,如动物内脏、沙丁鱼等。避免过多的肉食,肉类含嘌呤多且使尿呈酸性。控制蛋白摄入量,不超过 1.0 g/(kg·d),多食新鲜蔬菜及水果和富含维生素的饮食。避免饮酒,乙醇可使血乳酸量增高,乳酸对肾小管排泄尿酸有竞争性抑制作用。

(二)多饮水

每天饮水 2 000～4 000 mL,维持每天尿量 2 000 mL 以上,有利于排除尿酸,防止尿酸盐结晶形成及沉积。

(三)碱化尿液

有利于防止尿酸在肾间质沉积,将尿 pH 维持在 6.5～6.8 范围最为适宜。碱化尿可使尿酸结石溶解。但过分碱化有形成磷酸盐及碳酸盐结石的危险。常用的碱性药物为碳酸氢钠 1.0～2.0 g,1 天 3 次,口服;或枸橼酸合剂 20～30 mL,1 天 3 次,口服。

(四)促进尿酸排泄的药物

此类药物适用于血尿酸高但肾功能正常的患者。此类药物能阻止近端肾小管对尿酸的主动重吸收,增加尿酸的排泄从而降低血尿酸。常用的药物:丙磺舒,开始用量为 0.25 g,1 天 2 次,如果没有食欲下降、恶心、呕吐等不良反应,可将剂量增至 1 g,1 天 3 次,口服;当血尿酸水平降至 360 μmol/L 时改为维持剂量,0.5 g/d。苯溴马隆适用于长期治疗高尿酸血症与痛风。

(五)抑制尿酸合成的药物

此类药物通过竞争性抑制尿酸合成过程中的酶来减少尿酸的生成。此类药物不增加尿酸的排泄,对肾脏无损害,适用于大多数血尿酸高的患者。主要有别嘌醇,起始剂量为 100～200 mg,1 天 2 次,口服;必要时增至 300 mg,1 天 2 次,口服;血尿酸水平降至 360 μmol/L 时改为维持量 100～200 mg/d。肾功能不全者,可酌情减量。常见的不良反应是肝功能损害。

(六)分期用药

另外,高尿酸血症的患者特别是关节炎急性发作时,应避免应用水杨酸、噻嗪类利尿剂、呋塞米、依他尼酸等抑制尿酸排泄的药物。急性期控制关节炎疼痛的药物以秋水仙碱效果最好,起始剂量为 0.5 mg,每小时 1 次或者 1 mg,每天 2 次,直至有胃肠道反应如腹部不适、稀便即停药。

新近的一些研究提示高尿酸血症是肾脏病进展的一个独立危险因素。因此严格控制血尿酸是减少肾损害及降低心血管系统疾病发生率的重要措施。

第二节 脂蛋白肾病

脂蛋白肾病(lipoprotein glomerulopathy,LPG)临床通常表现为类似Ⅲ型高脂蛋白血症伴有血清 ApoE 的明显升高,同时肾活检病理可见肾小球内大量脂蛋白栓子形成。自 1987 年日本学者 Saito 等在第十七届日本肾脏病学会地区年会上首次将该病报道后,1989 年 Sakaguchi 等正式将该病命名为 LPG 并获公认。目前已报道约 65 例,大多数来源于亚裔,国内自 1997 年陈惠萍等首例报道以来,病例数逐渐增多,其中南京报道例数最多为 17 例,广东、上海、北京等地也有零星报道。发病年龄为 4～69 岁,男女之比为 2∶1,多数患者为散发性,少数表现为家族性发病。

一、发病机制

本病的发病机制目前尚不十分明确,由于所有患者血浆 ApoE 水平为正常人 2 倍以上(即使无高脂血症时 ApoE 也异常升高),加上部分患者有明确的家族史,目前普遍认为其发病与脂蛋白的代谢有关,血浆载脂蛋白 E 的异常以及载脂蛋白 E 基因变异在本病的发生中可能起了重要作用。

(一)ApoE 家族及其多态性

ApoE 是由 299 个氨基酸残基组成的糖蛋白,相对分子质量为 34 145,主要存在于血清乳糜微粒(CM)及其残体、极低密度脂蛋白(VLDL)中,也存在于 β-VLDL 及高密度脂蛋白(HDL)的亚群 HDL1 中,主要由肝脏合成,肝外组织如肾、脾、大脑、单核-巨噬细胞也能合成。其一级结构为单链多肽,二级结构为富

含 α-螺旋结构和 β-片层结构,以保持分子结构的稳定性,并形成两个分别位于氨基末端和羧基末端的对水解作用较稳定的区域,但其三级结构相对比较松散易变。ApoE 与脂类结合后形成 VLDL、CM 和一部分 HDL,成为构成这些脂蛋白所必需的蛋白成分。ApoE 是存在于肝脏的 LDL 受体及肝与肝外组织 ApoB/E(LDL)受体的配体,在肝脏等组织摄取 CM 残粒、HDL1 及 VLDL 时起重要作用,有助于将外周的胆固醇运至肝脏经代谢排除,ApoE 是血液中最重要的载脂蛋白成分之一,对机体的脂类代谢影响极大。第 140～160 位氨基酸为受体结合部位,该位置的氨基酸发生变化,会改变 ApoE 与受体的结合力,从而影响脂类代谢。

(二)*ApoE* 的遗传多态性

ApoE 基因位于 19q13.2,该染色体还编码 ApoC-2 及 LDL 受体基因。该基因包括 4 个外显子和 3 个内含子。*ApoE* 基因经过点突变成为复等位基因,故在人群中常表现为遗传多态性,即出现多种异构体。根据正常人群中血清 ApoE 蛋白等电聚焦电泳的带谱表型可以将 ApoE 分为 3 种异构体即 E2、E3、E4,它们分别是等位基因 ε2、ε3、ε4 的编码产物,这 3 种表型的氨基酸序列在 112/158 位存在多态性。E3(112Cys/158Arg)是最常见的表型,其次为 E4(Cys112→Arg),E2 较少见,有 4 个基因型,分别为 E2(Arg158→Cys),E2(Lys146→Gln),E2(Arg145→Cys),E2-Christchurch(Arg136→Ser),其中 E2(Arg158→Cys)最常见。这种基因型和表型之间的矛盾提示,在 LPG 患者中存在 ApoE 异构体。不同的 ApoE 异构体与脂蛋白受体亲和力不同,目前 LPG 可能的发生机制如下:不同的 ApoE 异构体对肝脏 ApoE 受体结合力不同,导致清除减少;不同 ApoE 异构体所带电荷不同,受肾小球基膜负电荷屏障的作用,而使其清除产生差异;脂蛋白对毛细血管襻和系膜区有亲和性,而在肾脏局部原位沉积;肾脏本身能够产生 ApoE,局部代谢清除障碍。

也有人认为 LPG 发生的另一可能机制是 *ApoE* 基因存在多个突变位点。对 *ApoE* 基因型和表型不符的 LPG 患者的 *ApoE* 进行测序分析,发现所有患者均携带新的突变位点,目前报道的有 *ApoE-2 Kyoto*(25Arg→Cys),*ApoE-2 Sendai*(145Arg→Pro),*ApoE-1 Tokyo*(在 141～143 缺失 Leu,Arg,Lys),*ApoE-1*在 487～540 外显子 54bp 的缺失(在 156～173 缺失 18 个氨基酸),*ApoE Maebashi*(在 142～144 缺失 3 个氨基酸)。最近,美国又报道了 1 例新的突变位点(Arg147→Pro)。而将 *ApoE2 Sendai* 基因转染到 *ApoE* 基因缺失的小鼠,使小鼠患 LPG,进一步证实 *ApoE2 Sendai* 与 LPG 有关。尽管如此,

ApoE 发生突变是否是 LPG 的发病机制仍存在争议,如国内陈姗等对 17 例 LPG 患者 *ApoE* 基因的全长序列分析,并未发现基因突变的存在。同时目前已知的 *ApoE* 突变体很多,但不同基因型或不同突变体患者临床表现和肾脏病理改变并未发现明显差异,是否还有其他因素参与了 LPG 的发病还需进一步探索。

(三)ApoE 多态性与 LPG

尽管 LPG 常伴有高脂血症或类似Ⅲ型高脂蛋白血症,但绝大多数患者病变仅限于肾脏,这一现象似乎表明 LPG 在原位形成。Watanabe 等报道一种肾脏形态学改变类似 LPG 的非肥胖和非糖尿病大鼠,血浆胆固醇和甘油三酯水平无明显升高,认为聚集在肾小球中的 ApoE 和 ApoB(与血浆脂质水平无关)加速了肾小球病变的进展和蛋白尿。因此,有人提出 LPG 的发生是由于 *ApoE*-2 与肝脏 ApoB/E 受体的结合力远比 ApoE-3 低,从而导致了携 ApoE-2 基因型患者血清 ApoE 水平的升高,此外,ApoE 2 比 ApoE 3 多带一个负电荷,肾小球基膜的负电荷屏障使 ApoE-2 的清除率较低,从而导致其在肾小球的沉积。尽管如此,目前对异常 ApoE 的脂蛋白结构引起肾小球直接损害的发病机制尚未完全清楚。

二、病理改变

(一)光镜

肾小球体积明显增大,毛细血管襻高度扩张,襻腔内充满淡染的、无定形、不嗜银的"栓子"(脂蛋白栓子),可为层状及网眼样结构,有时呈现为"指纹样"外观。无明显"栓子"的肾小球可见系膜区轻至重度增宽,基质增多,由于重度系膜增生,肾小球也可呈现分叶状改变。晚期肾小球则呈现局灶节段或球性硬化。系膜细胞及基质呈轻重不同的节段性增生,基膜未见明显增厚。周围肾小管细胞中可见散在的细小脂滴,间质未见明显病变。

(二)免疫组化/免疫荧光

油红 O 染色阳性和苏丹Ⅲ阴性证实襻腔内为脂蛋白"栓子",而特征性病变为特殊免疫荧光染色可发现栓子内有 ApoB、ApoE 和 ApoA 沉积,尤其是 ApoB 和 ApoE 必不可少。此外常可见免疫球蛋白和补体沿肾小球毛细血管襻沉积,但无特异性。

(三)电镜

肾小球毛细血管襻腔内充满排列成指纹状的低电子密度的嗜锇样物质(脂

蛋白"栓子"),内含许多大小不等的颗粒和空泡,红细胞和内皮细胞被挤压至毛细血管襻边。其他非特异性超微结构改变包括上皮细胞足突融合、微绒毛化、胞质内富含溶酶体,系膜细胞和基质的插入及新形成的基膜等。

三、临床特点

LPG病变主要累及肾脏,且以肾小球受损为主。典型LPG临床表现为中至重度蛋白尿,常表现为肾病综合征;异常血浆脂蛋白类似Ⅲ型高脂蛋白血症;常伴肾功能进行性减退。最近尚有研究发现大多数患者呈多形性镜下红细胞尿。LPG患者可以有高脂血症,尽管大多数患者以甘油三酯升高为主,但患者血脂的改变仍缺乏特征性。最具有特征性的指标是血清ApoE水平异常升高,常高于正常的2倍以上。但系统受累的临床表现罕见,动脉粥样硬化、肝功能异常等病变也不常见。部分患者血压可升高,但恶性高血压少见。肾脏体积常增大。近年来,解放军肾脏病研究所总结了16例LPG,与Saito等于1999年总结的全世界32例患者相比较(其中25例为日本患者),发现中国人LPG患者虽然在年龄分布、男女性别比以及临床表现和病理改变上与国外报道一致,但还存在自己的一些特点:①国外常见家族性发病,亲属中可见蛋白尿,肾功能异常和血浆ApoE水平升高。而国内的研究中仅2例表现为家族性发病,尚未发现大的家系发病。②国外报道LPG可为轻重度蛋白尿,多表现为肾病综合征,血尿不常见。而国人多存在不同程度的镜下血尿。③国外高脂血症不常见,有时类似Ⅲ型高脂血症,血浆ApoE常为正常值的2倍以上,而国内的研究中所有患者均存在高甘油三酯血症,总胆固醇正常或只是轻度升高,ApoE虽显著增高,但仅5例超过正常值2倍。④此外,国人多存在不同程度贫血,而且贫血和肾功能、小管间质病变无相关性,骨髓中未见大量脂质沉积。⑤多数患者肾脏体积明显增大。

四、鉴别诊断

(一)肾脏原发性脂类沉积症

1.Fabry病

临床上主要表现为感觉异常、肢端疼痛及血管角质瘤。肾脏受累时,常表现为蛋白尿,尿浓缩功能受限。病理检查见肾小球足细胞呈严重的泡沫样改变,电镜下可见大量含有髓磷小体的溶酶体聚集,系膜细胞及内皮细胞也可有类似改变。肾小管以远曲小管和集合管受累为主,血管内皮细胞常出现空泡样变,严重者可出现动脉硬化。

2.Niemann-Pick 病

本病鞘磷脂在单核-巨噬细胞及内皮细胞中蓄积。肾脏受累的主要特征性病变为肾小球毛细血管内皮、足细胞、小管上皮、血管内皮及肾间质中有较大的空泡细胞存在。

3.异染性白质萎缩病

大脑是本病的主要受累器官,但肾脏也常出现脂类的异常沉积。肾脏脂类沉积主要发生在远端集合管、远曲小管及髓襻细段的细胞内,肾功能常不受影响。

4.黏膜脂质病

本病主要累及机体的成纤维细胞。在肾脏主要累及肾脏成纤维细胞、肾小球足细胞,表现为明显的气球样变,内含多量清亮的空泡。

5.家族性卵磷脂胆固醇酰基转移酶缺乏症

肾损害是本病的主要表现之一,患者可出现蛋白尿、镜下血尿,晚期有时可发生终末期肾衰竭。病理上主要表现为肾小球内泡沫细胞的积聚以及系膜区内皮下出现大量致密的不规则样颗粒。

6.家族性Ⅲ型高脂血症

LPG 患者存在某些类似Ⅲ型高脂血症的脂蛋白代谢紊乱的临床表现,因此以下几点有助于两者鉴别:LPG 患者不存在加速性动脉硬化症的临床表现;LPG 患者不发生黄色瘤和透壁性心肌梗死;Ⅲ型高脂血症患者常为 ApoE2/2 表型;Ⅲ型高脂血症患者肾小球系膜区可见泡沫细胞,无确切的肾小球形态学改变。

(二)继发性脂类沉积病

1.肾病综合征

各种原因导致的肾病综合征,大量脂类物质经滤过重吸收后,都会导致其肾内沉积,其主要累及近端小管,表现为空泡变性;也可累及肾小管基膜,引起基膜的增厚、撕裂及空泡变性。

2.Alport 综合征

本病无高脂血症,肾脏主要表现为基膜增厚、撕裂及变薄等改变。

3.肝硬化

肝病累及肾脏的主要表现为系膜区增宽、系膜基质增生、系膜区及内皮下出现致密的不规则脂类颗粒沉积。

(三)其他肾小球肾炎

1.局灶性节段性肾小球硬化

本病无论在疾病早期还是晚期,肾小球毛细血管襻膨胀不明显,无脂蛋白栓子。

2.膜增生性肾小球肾炎

本病增生性病变明显,呈分叶状,周边襻弥漫双轨征,无脂蛋白血栓。

五、治疗

到目前为止,LPG 尚无可靠治疗方案。曾经应用激素、免疫抑制剂和抗凝药物治疗,但效果欠佳,近年来采用降脂及免疫吸附等疗法取得了较好效果。降脂治疗不仅能减少尿蛋白,改善高脂血症,而且有可能逆转肾小球病理变化。如 Arai 等使用苯扎贝特(bezafibrate,400 mg/d)治疗 1 例 LPG ApoE2Kyoto(Arg25Cys),2 年后血浆清蛋白从 2.1 mg/mL 渐升至 4 mg/mL,病理检查肾小球内脂蛋白栓子几乎完全消失。Ieiri 等联用非诺贝特(fenofibrate,300 mg/d)、戊四烟酯(niceritrol,750 mg/d)、二十碳五烯酸乙酯(ethyl icosapentate,1 800 mg/d)和普罗布考(probucol,500 mg/d)治疗 1 例 36 岁表现为肾病综合征的 LPG 的女性患者,11 个月后尿蛋白消失,肾小球内脂蛋白栓子完全消失。

解放军肾脏病研究所黎磊石院士于 2000 年首次创新性地使用葡萄球菌 A 蛋白(Staphylococcal protein A,SPA)免疫吸附(immunoadsorption,IA)治疗 LPG,8 例 LPG 患者接受 SPA 免疫吸附治疗后,尿蛋白、血清肌酐、胆固醇、甘油三酯及 ApoE 水平均明显下降,重复肾活检示肾小球毛细血管襻内脂蛋白栓子显著减少或消失。长期随访显示,吸附治疗有保护肾功能,延缓疾病进展的作用,对 LPG 患者定期行免疫吸附治疗有益于延缓疾病进展,改善患者预后。全血脂蛋白直接吸附(direct absorption of lipoprotein from whole blood,DALI)是最近发展起来的新的血脂净化技术,可以直接从全血中清除脂蛋白。吸附柱由聚丙烯酸盐配体包裹的聚丙烯酰胺珠组成,带负电荷的聚丙烯酸盐配体与带阳电荷的 ApoB LDL 和 Lp(a)结合,选择吸附这些脂质成分,使血 LDL、Lp(a)及 TG 水平明显下降。LPG 患者体内可能存在 ApoE 变异体,其与 LDL 受体的亲和力下降,而致清除减少,而 DALI 治疗可通过化学作用直接清除血中的脂蛋白成分,减少局部的脂蛋白沉积。既往 Saito 等曾报道 2 例应用特异性 LDL 吸附治疗 LPG 的患者,治疗效果不佳。但解放军肾脏病研究所应用 DALI 治疗 1 例患者后,肾组织局部脂蛋白栓子明显减少,患者尿蛋白减少,血肌酐维持稳定。

尽管如此,LPG 治疗仍仅限于个案报道,均缺乏有力的数据支持。LPG 致终末期肾病肾移植亦偶有报道,但移植后 LPG 均复发。

第三节 代谢综合征

一、代谢综合征的定义

代谢综合征(metabolic syndrome,MS)是由遗传基因(胰岛素、胰岛素受体及受体后胰岛素信号传递途径中物质基因突变)和环境不利因素(体力活动减少、营养过度等)综合作用导致机体出现胰岛素抵抗(IR)而诱发。多个国际学术机构都对代谢综合征做出诊断标准或定义,1999 年世界卫生组织对代谢综合征所作的定义是糖耐量减退或糖尿病,并伴有另外 2 项或 2 项以上的成分,如高血压、高甘油三酯血症和/或低高密度脂蛋白(HDL)胆固醇血症、中心性肥胖或微量清蛋白尿。2005 年 4 月 14 日国际糖尿病联盟(IDF)又发布了代谢综合征的新定义。中心性肥胖(定义为欧洲人男性腰围>94 cm,女性腰围>80 cm,中国人、日本人及南亚人有其种族特有的腰围标准),并有以下诸项中的 2 项:①甘油三酯升高,至少1.7 mmol/L(150 mg/dL);高密度脂蛋白-胆固醇降低[男性<0.9 mmol/L(40 mg/dL),女性<1.1 mmol/L(50 mg/dL)];②血压升高,高于 17.3/11.3 kPa(130/85 mmHg);③空腹高血糖,定义为血糖>5.6 mmol/L(100 mg/dL)或过去诊断过糖尿病或糖耐量受损。几项大型流行病学研究显示,代谢综合征的各种成分之间并非互相独立,而是彼此相关的,它们均与高胰岛素血症存在一定的关系。IR 是代谢综合征的中心环节,是共同病因学基础,但血管内皮功能异常、微量清蛋白尿、高瘦素血症、高尿酸血症、高凝状态等非传统因素亦参与其中。

二、代谢综合征性肾脏损害的流行病学

代谢综合征发病率日益增加。由于代谢综合征患者具有高血压、高血糖、高血脂、肥胖等多种代谢紊乱,而这些因素单独或合并存在时均可引起肾脏损害,甚至肾衰竭,因此对代谢综合征与肾脏疾病的关系更加值得关注。微量清蛋白尿(microalbuminuria,MA)是肾脏受损的早期标志物之一。来自第 3 次美国国家营养健康调查报告的多因素分析显示:代谢综合征显著增加慢性肾脏病(CKD)和微量清蛋白尿的危险性(经过调整的相对危险比分别为 2.6 和 1.9);并

且随着代谢综合征组分数目的增加,CKD 和微量清蛋白尿的危险性也相应增加(含有 3、4、5 个组分时,则 CKD 的多变量调整相对危险比分别为 3.38、4.23、5.85;微量清蛋白尿的多变量调整相对危险比分别为 1.62、2.45、3.19)。最近,一项 6 217 例的流行病学研究表明代谢综合征患者发生 MA 和慢性肾脏疾病的危险性分别增加5.85 倍和3.1 倍。Rowley 等最新的研究表明,代谢综合征患者中MA 的发生率为 22.2%(男性)、26.9%(女性),并且随着代谢综合征数的增加,MA 的发生率可增高至 36%。

三、代谢综合征对肾脏的损害作用

实验研究发现,代谢综合征动物模型较正常动物肾小球滤过率(GFR)和肾血浆流量显著增加,血浆肾素和胰岛素浓度均高出 2～3 倍;早期肾脏病理改变为肾小球体积增大,包曼囊腔扩大,系膜细胞增生,肾小球转化生长因子 β 表达增加。代谢综合征可引起肾小球高灌注、高滤过状态进而使肾小球增生肥大,如不给予积极干预则引起肾脏组织结构重塑,最终导致肾脏纤维化和肾功能的进行性丧失。

四、代谢综合征对肾脏损害的表现和可能机制

(一)代谢综合征的中心性肥胖导致的肾脏损害

肥胖是代谢综合征的核心组成成分,目前国外有研究显示肥胖可导致肾脏的损害,即肥胖相关性肾病(obesity-related-glomerulopathy,ORG)。Kambham 等分析 1986－2000 年间 6 818 例肾活检资料后发现:ORG 的发病率从 0.2% 增加到 2%,ORG 临床起病隐匿,发病年龄较晚,与原发性局灶节段性肾小球硬化(FSGS)相比,较少出现大量蛋白尿和肾病综合征,血浆清蛋白较高,血浆胆固醇较低,水肿的发生较少。ORG 病理在光镜下表现为两种形态,单纯性肾小球肥大者称为“肥胖相关性肾小球肥大症”(OB-GM),肾小球肥大及局灶节段性肾小球硬化者,称为“肥胖相关性局灶节段性肾小球硬化症”(OB-FSGS),还有一部分表现为类糖尿病样改变,如轻度、灶性系膜硬化或轻度系膜增生等。OB-GM 患者 GFR 常增高或正常,OB-FSGS 患者 GFR 常随肾脏病理改变加重而下降,但肾功能损害进展相对缓慢。以往认为 ORG 预后好,较少进展为终末期肾脏疾病(ESRD),但此后有研究显示OB-FSGS 的 5 年肾存活率为77%,10 年肾存活率为51%。ORG 的具体机制尚不明确,但有研究表明脂肪组织分泌的脂肪细胞因子可激活交感神经系统,并通过肾素血管紧张素和肾脏浓缩作用而减弱尿钠排泄,增强肾小管对钠的重吸收导致水、钠潴留,引起继发性高血压,也可由

于其引起的长时间肾小球高滤过导致肾小球的损伤。而脂肪组织通过分泌瘦素、TNF-α和IL-6会影响能量代谢，促进炎症反应，通过增加胰岛素抵抗、氧自由基的增多、减少抗氧化酶的表达等机制均可引起肾脏损伤。总的来说，肥胖可能通过肾脏血流动力学改变、系膜细胞增生和肥大、脂质的沉积及高瘦素血症等机制加重肾脏损害。

(二)代谢综合征的胰岛素抵抗引起的肾脏损害

目前认为胰岛素抵抗最常发生于代谢综合征患者，是发病的中心环节及致病基础。它不仅提示了新发糖尿病、心血管事件及全因死亡的高危险性，同样也是发生肾损害、导致肾衰竭的独立危险因素。且有动物实验证实，肾脏的结构和功能改变在发生临床糖尿病前的高胰岛素血症阶段已出现。临床可表现为蛋白尿、高血压，也可是肾病综合征。病理改变是肾小球毛细血管基膜的增厚，系膜基质增多和肾小球的硬化，典型表现为结节性肾小球硬化和弥漫型肾小球硬化症。其损伤机制分析如下。①胰岛素抵抗对肾脏的直接影响：胰岛素主要作用于肾小管，胰岛素抵抗时出现的高胰岛素血症使血压的钠敏感性增加，肾小球内压力增高，从而导致微量清蛋白尿。Vedovato等研究证实肾小球内压力与微量清蛋白尿及胰岛素抵抗程度呈正相关。②胰岛素抵抗通过生长因子加重肾损害，胰岛素抵抗及高胰岛素血症增强肾小球系膜细胞分泌胰岛素样生长因子(IGF-1)，并促进细胞增生，抑制系膜细胞的凋亡，降低基质金属蛋白酶的活性，导致基质增多及肾脏的纤维化，IGF-1还可以显著增加肾血流量和肾小球滤过率，加重肾脏损害。多元醇通路活性的增加引起肾脏细胞功能异常。③胰岛素抵抗通过一氧化氮加重肾损害：胰岛素可促进一氧化氮释放增加从而导致内皮依赖性的血管舒张，而IR可导致内皮功能障碍，引起微量蛋白尿。④另外有研究显示，胰岛素抵抗的一个特征是游离脂肪酸(FFA)的增多，导致血管内皮功能受损，进而可能导致肾脏损害。胰岛素抵抗所致肾小球血流动力学改变引起肾脏高滤过、高灌注以及蛋白激酶C(PKC)活性升高，最终导致肾小球细胞外基质增多、积聚等。

(三)代谢综合征的高脂血症和肾脏损害

高脂血症可以引起肾脏损害在动物实验及临床研究中都得以确认，Moorrh等首先提出"脂质肾毒性"的概念，动物研究结果表明血脂异常与局灶性肾小球硬化和肾功能损害有密切的关系。有研究表明代谢综合征患者随血脂升高，血、尿β_2-MG升高，UAER增加。脂质紊乱肾损害可表现为肾小球脂质的沉积、肾小球硬化和上皮细胞的损伤、系膜细胞增多和细胞外基质的聚集及肾脏间质的损伤。高血脂可刺激肾脏固有细胞增殖及细胞外基质大量合成,加速肾功能恶化。肾小球内脂质聚集,单核细胞吞噬脂质形成泡沫细胞。泡沫细胞可以释放多种炎症因子,促进系膜基质产生,从而参与肾小球硬化的发生。而且高脂血症对足突细胞有直接毒性作用。在诱导的肥胖及 2 型糖尿病动物模型中发现甘油三酯和胆固醇合成的重要转录因子 SREP-1/2 表达增多,LDL 增多,脂质沉积损伤内皮细胞,导致动脉粥样硬化而引起肾脏的损害。

(四)代谢综合征的高血压肾脏损害

在代谢综合征人群中高血压患病率极高。高血压是肾脏损害的重要独立危险因素,增加肾脏疾病的发病率以及肾衰竭的发生率和致死率。高血压肾损害病理改变主要表现为良性肾血管硬化。入球小动脉较出球小动脉更易受累,表现为动脉玻璃样变和动脉肌内膜增厚、管壁-管腔比值增加、顺应性下降、管腔狭窄,引起某些肾单位的缺血性皱缩至硬化、肾单位功能低下、肾小管萎缩及肾间质纤维化、肾小管功能受损。临床上病情进展缓慢,患者常首先出现夜尿多、尿比重低及尿渗透压低等远端肾小管浓缩功能障碍表现,尿改变轻微(轻度蛋白尿、少量镜下血尿及管型尿),而后才逐渐出现肾小球功能损害。其损伤机制是高血压引起的血流动力学改变和非血流动力学因素如活性氧簇的增加和代谢异常等导致肾脏血管及肾脏实质的损伤。2002 年 Fogo 等对 62 例高血压肾硬化症患者肾脏病理进行了半定量分析,发现血压水平与肾脏形态学变化并不平行,支持其他因素参与致病;目前认为脂肪组织本身也是一个"内分泌器官",它能够分泌包括 PAI-1、瘦素、抵抗素等能参与局灶节段肾小球硬化致病的物质。国际著名肾脏病学者 Kincaid Smith 最近提出新观点认为高血压肾硬化症患者中肥胖和胰岛素抵抗比高血压本身发挥更大致病作用。

(五)代谢综合征与尿酸相关性肾脏损害

代谢综合征中肥胖、高脂血症、糖耐量异常可分别引起嘌呤代谢加速,抑制肾小管上皮细胞对尿酸的排泄以及促进 5 磷酸核糖合成途径,尿酸生成增多,尿酸盐析出结晶,沉积于肾小管及间质,引起高尿酸性肾病,表现为间质性肾炎、肾小管功能受损及肾脏尿酸结石。Toprak 等对 266 名高尿酸血症患者研究发现,肾病发生率为 15.1%,而血尿酸水平正常的人群,肾病发生率仅为 2.9%,提示高尿酸血症是肾脏功能损害的又一危险因素。Abate 等进一步研究发现,胰岛素对正常肾脏的尿液酸化功能具有调控作用,由于尿酸性肾结石患者对胰岛素抵抗而使肾脏 H^+ 排泄增加、尿 NH_3^+ 和枸橼酸等碱性物质排泄减少,导致尿 pH 过低,提示尿 NH_3^+ 排泄减少和低尿 pH 可能是肾脏对胰岛素抵抗的表现之一,这些缺陷可导致尿酸沉淀增加而促进尿酸结石的形成。这可导致尿酸沉积的危险,进而引起或加重以肾小管间质损害为主的慢性痛风性肾病。研究证实,肾损害与血尿酸升高的水平和持续时间长短呈正比。即使是轻度尿酸增高也会导致血管收缩、肾小球高压、引起肾脏损害。

(六)代谢综合征与慢性炎症反应所致肾脏损害

目前已经证实,炎症标志物升高与代谢危险因素及动脉粥样硬化性疾病进展加速有关。继而加重了代谢综合征患者肾脏损害的发生和发展。脂肪组织内大量脂肪细胞和巨噬细胞均可释放多种炎症因子,如 C 反应蛋白(CRP)、细胞因子白细胞介素-6(IL-6)、肿瘤坏死因子-α(TNF-α)、瘦素、转化生长因子-β(TGF-β)。上述因子促进并加重了肾小球肥大,激活肾素-血管紧张素系统,导致肾小球出现高灌注、高滤过、加重肾小球硬化。2 型糖尿病患者血液中的 CRP、IL-6、TNF-α 等炎症标志物和炎症因子较健康人群显著升高。而高血糖导致的氧化应激又可加剧炎症反应。所以系统性慢性炎症直接参与了糖尿病的发生与发展。炎症因子不仅可以通过调节炎症过程的关键激酶 IKK 等,导致外周组织 IR,而且也会诱发胰岛 β 细胞本身的 IR 而影响葡萄糖对胰岛素合成和分泌的调节作用。早在2005 年 Sesso 及其同事报道:在女性健康研究的参加者中,血清 CRP 水平增加与发生高血压的危险呈正相关。这种高的 CRP 水平可以增强炎症反应,而直接作用于动脉壁,内皮细胞或其他细胞,促进动脉炎症,升高血压,促进动脉粥样硬化形成,最终导致肾脏损害。

总的来说,代谢综合征由于其包含的多个因素,其导致的肾脏损害的机制可能是相互联系,表现多样性,且肾脏损害的临床表现也是多种多样的。

五、代谢综合征引起肾脏损害的预防与治疗前景

虽然肾脏具有强大的代偿功能,代谢综合征引起的肾脏损害可能是隐匿性和慢性迁延的,但仍应给予足够重视。丹麦 Steno 糖尿病中心研究证实全面控制代谢综合征各组分,可使 2 型糖尿病患者肾脏损害风险下降 61%,危险比率0.39(95% 可信区间 0.17~0.87),所以防治代谢综合征肾损害必须对其各危险因素进行综合干预。在二级预防方面,特别强调对代谢综合征的基本发病机制的治疗和调节,进而防止代谢综合征各危险因素对肾脏等器官的损害。

　　改变不良的生活方式,包括戒烟、改变饮食结构、适量增加运动以降低体重,可改善胰岛素抵抗,降低蛋白尿,最终达到预防及改善糖尿病和心血管疾病目标。合理的饮食(低胆固醇、减少单糖摄入量,增加蔬菜、水果、粗粮)能显著降低肾小球的高压力、高滤过状态以及减轻肾小球肥大等组织学改变,而且应该作为首选和基础治疗。有研究发现,通过减轻体重可以减缓高血压,减少 MA,减轻肾脏高灌注、高滤过状态。降低体重最适宜的目标为 1 年内降低体重的 7%～10%,持续体重减轻直至 BMI＜25 kg/m^2。研究显示通过控制饮食能减少代谢综合征的流行程度,改善内皮细胞功能,改善血浆甘油三酯、血糖、血压水平。增加体力活动应以实用、规律、适度为原则,推荐标准方案为每周至少 5 天,每天至少 30 分钟中等强度运动(如快走)。单纯吸脂术也能达到改善腹型肥胖的目的,但并不能改善胰岛素抵抗和心血管危险因素。通过改变生活方式逆转体内 IR 状态,积极控制血糖、血压、调节脂代谢紊乱,改善机体代谢紊乱对肾脏也具有积极的保护作用。

　　综合性治疗代谢综合征的各危险因素包括:①控制体重,如饮食和运动,必要时辅以减肥药物如奥利司他及盐酸西布曲明。②控制血脂,主要降低 TG 和 LDL-C 水平及升高 HDL-C 的水平,可选用他汀类或贝特类药物治疗,力争使各项血脂指标达到正常水平。研究表明积极的降脂治疗可以改善肾小球滤过、减少蛋白尿的排出,并可抑制慢性免疫炎症反应。③控制血压,首选血管紧张素转化酶抑制剂(ACEI)及血管紧张素Ⅱ受体拮抗剂(ARB),必要时联合钙离子通道阻滞剂、β-受体拮抗剂等其他降压药治疗,目标血压应控制在 18.7/12.0 kPa(140/90 mmHg)以下。糖尿病患者目标血压降至 17.3/10.7 kPa(130/80 mmHg),若出现临床糖尿病肾病,尿蛋白＞1 g/d时则需降低至 16.7/10.0 kPa(125/75 mmHg)。ACEI 和 ARB 类药物尚有对肾脏直接的保护作用。Toblli 等证实,联合应用贝那普利和依贝沙坦降压治疗,可以明显减轻大鼠肾小球硬化。④降低胰岛素抵抗及调节糖代谢异常是代谢综合征的治疗中心环节,目前改善胰岛素抵抗常用药物有 ACEI/ARB、PPARγ 激动剂、二甲双胍类降糖药等,特别是 ACEI/ARB 类药物能促进胰岛素信号传导,增加胰岛素的敏感性,增加葡萄糖转运子-4 的表达和活性,增加脂连素的水平,降低 TNF-α、IL-6 等水平。某些 ARB 类药物如替米沙坦尚能选择性激活 PPARγ,增强胰岛素敏感性,降低 TG 和 LDL-C,减轻炎症及氧化应激的发生,降低血压,抑制血管平滑肌和内皮细胞的增生。研究发现 2-羟基雌二醇抑制肥胖的发展,提高内皮功能,控制血压,降低血浆胆固醇水平。同时有研究证实代谢综合征患者给予抗炎及抗氧化应激治疗及上调 AMPK 和丙二酰 CoA 的表达也可能是有效的干预手段。

随着对代谢综合征肾损害发病机制的深入研究,全面控制和干预 IR、肥胖及代谢综合征各个组分,监测肾脏损害的早期指标,可以减轻和延缓与代谢综合征相关的肾脏病变的发生及发展。

第八章

自身免疫性疾病肾损害

第一节 狼疮肾炎

系统性红斑狼疮(systemic lupus erythematosus,SLE)是由多种复杂因素共同作用、个体差异明显、病程迁延反复的器官非特异性自身免疫性疾病。血清中出现以抗核抗体(ANA)为代表的多种自身抗体和多个器官、系统受累是 SLE 的两大主要临床特征。SLE 累及肾脏即称为狼疮肾炎(lupus nephritis,LN),LN 是 SLE 较常见且严重的并发症,也是我国继发性肾小球疾病的首要原因。

一、病因和发病机制

SLE 的病因及发病机制至今仍未完全明确,可能与遗传、环境因素、激素异常及免疫紊乱等有着密切关系。SLE 发病机制中,T 细胞过度活跃和不耐受自身成分,促使 B 细胞增殖,产生一系列自身抗体,由此形成的自身免疫复合物沉积及多器官炎症反应决定了 SLE 及 LN 病变的性质和程度。

(一)遗传、环境因素及激素异常

SLE 存在显著的家族聚集性和种族差异性,同卵双胞胎同患 SLE 的概率超过 25%,而异卵双胞胎只有 5%。SLE 患者家庭成员的自身抗体阳性率及其他自身免疫疾病均高于普通人群,提示 SLE 有非常明显的遗传倾向。

SLE 流行病学研究发现缺乏补体成分(C1q、C2、C4)的纯合子及 FcγRⅢ受体基因多态性与 SLE 发病易感性相关。采用全基因组关联分析(genome-wide association studies,GWAS)方法确定了一些 SLE 易感基因,这些基因与 B 细胞信号转导、Toll 样受体和中性粒细胞功能相关。

环境因素在 SLE 与 LN 的发生上也起到重要的作用,阳光或紫外线照射均

能诱导和加剧 SLE 和 LN。激素异常在 SLE 及 LN 发病中的作用体现在 SLE 女性患病率高,怀孕或分娩后不久,有些患者 SLE 症状加重,以及某些情况下激素对 SLE 的治疗作用。虽然某些药物会导致 SLE 或狼疮样症状,但这些患者很少出现 LN。目前病毒导致 SLE 的证据尚不充分。

自发性和诱导性 SLE 小鼠模型包括 NZBB/WF1 杂交鼠,BXSB 和 BRL/lpr 模型鼠等。SLE 动物模型研究发现细胞凋亡异常,导致缺陷的细胞克隆清除障碍及 B 细胞的异常增殖;在动物模型上注射抗 DNA 抗体、抗磷脂抗体或平滑肌抗原(SMA)多肽类似物可诱导动物的 SLE。

(二)SLE 的自身免疫异常

SLE 起始于自身免疫耐受性的丧失和多种自身抗体的产生。抗体针对与转录和翻译机制有关的核酸和蛋白质,如核小体(DNA-组蛋白)、染色质抗原及胞质核糖体蛋白等。多克隆性 B 细胞增生,合并 T 细胞自身调节缺陷是自身抗体产生的基础。免疫异常机制包括机体不能消除或沉默自身免疫性 B 细胞及 T 细胞自身抗原的异常暴露或呈递,T 细胞活性增加、B 细胞激活细胞因子增加;机体不能通过凋亡清除或沉默自身反应性细胞(免疫耐受),这些细胞克隆性增生导致自身免疫性细胞和抗体生成增加。SLE 自身抗原异常暴露的原因可能是自身抗原在凋亡细胞表面聚集,并致幼稚细胞突变而发生自身免疫性细胞的克隆性增殖。此外,与自体细胞有相似序列的病毒或细菌多肽可充当"模拟抗原",诱导类似的自身免疫性细胞增殖。抗原呈递过程中,某些核抗原能作用于细胞内的各种 Toll 样受体而触发免疫反应。

(三)LN 的发病机制

LN 被认为是免疫复合物介导的炎症损伤所致,SLE 自身抗体与抗原结合形成抗原抗体复合物,如果没能被及时清除,免疫复合物就会沉积于系膜、内皮下及血管壁,从而导致弥漫性炎症。LN 肾小球受累的特点是循环免疫复合物沉积和原位免疫复合物的形成。LN 患者体内会有抗 ds-DNA、SMA、C1q 及其他各种抗原的抗体,但每种抗体在免疫复合物形成中的确切作用仍不清楚。一般情况下,系膜和内皮下的免疫复合物是由循环免疫复合物沉积所致,而上皮下免疫复合物往往由原位免疫复合物形成。免疫复合物在肾小球内的沉积部位与复合物大小、所带电荷、亲和力、系膜细胞清除能力及局部血流动力学有关。免疫复合物在肾小球内沉积可激活补体并导致补体介导的损伤、使促凝血因子活化、白细胞浸润并释放蛋白水解酶,并可激活与细胞增殖和基质形成有关的一系列细胞因子。有抗磷脂抗体（APA）的 LN 患者，肾小球内高压和凝血级联反应的活化也导致肾小球损伤。LN 的其他肾脏损伤还包括程度不等的血管病变，从血管壁免疫复合物沉积到罕见的坏死性血管炎损害。LN 还常见有肾小管间质病变。

二、流行病学

SLE 和 LN 的发病率和患病率各国报道结果不一致，与年龄、性别、种族、地理区域、所用诊断标准和确诊方法有关。SLE 高发年龄为 15～45 岁，成年女性患病率约为 110.3/10 万，成年 SLE 患者中 90% 为女性。SLE 患者中，LN 患病率在男女性别间没有显著差异；但儿童和男性 LN 患者的病变更严重，老年人LN 相对病变较轻。非裔美国人、加勒比黑人、亚裔及西班牙裔美国人 SLE 和LN 的患病率是高加索人的 3～4 倍。导致 LN 的其他危险因素包括青年人、社会经济地位较低、有多条美国风湿病学会（ACR）SLE 诊断标准、SLE 患病时间长、SLE 阳性家族史和高血压等。

三、临床表现

（一）肾脏临床表现

30%～50% SLE 患者确诊时有肾脏受累，常出现程度不同的蛋白尿、镜下血尿、白细胞尿、管型尿、水肿、高血压及肾功能不全等。临床可表现急性肾炎综合征、慢性肾炎综合征、肾病综合征、急进性肾炎以及镜下血尿和/或蛋白尿，少数表现为间质性肾炎及肾小管功能障碍、肾小管酸中毒等。

1.蛋白尿

几乎所有的 LN 患者都会出现程度不等的蛋白尿，常伴有不同程度的水肿。

2.血尿

出现率可达 80%，以镜下血尿为主，罕有肉眼血尿。血尿罕有单独出现，均伴有蛋白尿。

3.肾病综合征

约 50% 患者可表现为肾病综合征，多见于肾脏病理表现重者。

4.高血压

有 20%～50% 的患者可出现高血压。肾脏病理表现重者出现高血压的概率大，高血压一般程度不重，罕有表现为恶性高血压者。

5.肾功能不全

约 20% 的患者在诊断 LN 时即有肌酐清除率的下降，但表现为急性肾衰竭

(ARF)者少见。LN 致 ARF 的原因有新月体肾炎、严重的毛细血管腔内微血栓形成、急性间质性肾炎及肾脏大血管的血栓栓塞等。

6.肾小管功能障碍

很多患者常可表现为肾小管功能障碍,如肾小管酸中毒与低钾血症(肾小管性酸中毒Ⅰ型)或高钾血症(肾小管酸中毒Ⅳ型)。

临床上两种特殊类型的 LN 应引起重视,分别为亚临床型(静息)LN 及隐匿性红斑狼疮。亚临床型指病理检查有 LN 的活动性增生性表现,但临床上没有提示疾病活动的临床症状或尿沉渣变化(但如仔细检查可能会发现微量血尿和红细胞管型),无肾功能损害、抗 ds DNA 及血清补体水平正常。亚临床型 LN 极为罕见,常发生于 SLE 的早期,随 SLE 病程延长,逐渐出现肾脏病的临床表现及实验室异常。

隐匿性红斑狼疮指少数 SLE 患者,以无症状性蛋白尿或肾病综合征为首发症状,在相当长的病程中无 SLE 的特征性表现;ANA 及抗双链 DNA(ds-DNA)抗体往往阴性,往往误诊为原发性肾炎。这些患者在有肾脏病临床表现后数月到数年出现 SLE 肾外表现及自身抗体阳性,肾活检多为膜性 LN,无肾外表现可能与抗 DNA 抗体的低亲和力和低滴度有关。

(二)肾外临床表现

活动性 SLE 患者常有一些非特异性主诉,如乏力、低热、食欲缺乏及体重减轻等。其他常见表现包括口腔溃疡、关节痛、非退行性关节炎及各种皮肤损害;包括光过敏,雷诺现象和经典的面部"蝶形红斑"。皮肤网状青斑可能与流产、血小板计数减少和存在 APA 有关。SLE 神经系统受累表现为头痛、肢体瘫痪、精神症状甚至昏迷。SLE 浆膜炎包括胸膜炎或心包炎。SLE 血液系统异常包括贫血、血小板和白细胞计数减少。贫血可能与红细胞生成缺陷、自身免疫性溶血或出血有关;血小板和白细胞计数减少可能是 SLE 所致或者与药物有关。其他器官、系统受累还包括肺动脉高压、Libman-Sacks 心内膜炎和二尖瓣脱垂等,SLE 患者脾和淋巴结肿大也很常见。

四、实验室检查

(一)尿液检查

除蛋白尿外,尿沉渣可见红细胞、白细胞、颗粒及细胞管型。尿白细胞可为单个核细胞或多形核细胞,但尿培养为阴性。

(二)血液检查

除贫血、血小板及白细胞计数减少外,大部分患者有血沉增快、C反应蛋白升高及高 γ 球蛋白血症。血浆清蛋白常降低,部分患者血肌酐水平升高。

(三)免疫学检查

1.ANA

确诊 LN 必须有血清 ANA 阳性,超过 90% 的未治疗患者 ANA 阳性,但 ANA 的特异性不高(65%),ANA 可见于其他风湿性疾病(如类风湿关节炎、干燥综合征及混合性结缔组织病等)和非风湿性疾病患者。ANA 包括一系列针对细胞核抗原成分的自身抗体,其中抗双链 DNA(ds-DNA)抗体对 SLE 的诊断具有较高的特异性(95%),高滴度的抗 ds-DNA 与疾病的活动性相关。抗 Sm 抗体是诊断 SLE 非常特异的抗体(99%),但敏感性仅为 25%~30%;该抗体的存在与疾病的活动性无关。与抗 ds-DNA 比较,抗 C1q 抗体与活动性 LN 的相关性更好,也可用于判断 LN 的预后。

2.APA

国外报道 30%~50%SLE 患者 APA 阳性,包括抗心磷脂抗体(anti-cardio-lipin antibody,aCL)、抗 β_2-糖蛋白 I 抗体($a\beta_2$-GP I)及狼疮抗凝物(lupus anti-coagulant,LA)等。这些抗体在体外能使磷脂依赖性凝血时间(APTT 及 KCT)延长,但在体内与血栓栓塞并发症有关;APTT 及 KCT 延长不能被正常血浆所纠正。APA 与肾动脉、肾静脉、肾小球毛细血管栓塞、Libman-Sacks 心内膜炎、脑栓塞、血小板计数减少、肺动脉高压及频发流产有关。高凝倾向的原因可能包括血管内皮功能异常、血小板聚集增强、前列环素和其他内皮细胞抗凝因子生产减少和纤溶酶原激活等。

3.补体

未治疗的 SLE 患者约 75% 有低补体血症,血清补体 C3、C4 水平同时降低或只有 C4 降低,补体降低水平与疾病活动性呈负相关。

五、肾脏病理

LN 肾脏病理表现多样,肾小球、小管间质、肾血管均可累及。循环或原位免疫复合物在肾脏沉积,诱导补体介导的炎症反应,导致肾脏不同程度的损伤;沉积部位不同,临床表现各异。如系膜区沉积,临床多表现为血尿、少量蛋白尿;内皮下沉积可导致血尿、蛋白尿及肾小球滤过率的下降;上皮下沉积和肾病范围、蛋白尿及 MN 相关。

(一)病理分型

LN 以肾小球病变为最主要的病理改变,目前多采用国际肾脏病学会和肾脏病理学会联合制定的国际标准(ISN/RPS 分型),ISN/RPS 根据光镜(LM)、免疫荧光(IF)和电镜(EM)结果,将 LN 分为 6 型。

LN(尤其是Ⅳ型)免疫荧光检查常可见大量 IgG 和 C1q,并且有 IgG、IgA 和 IgM 及早期补体成分如 C4,和 C1q 与 C3 共同存在。3 种免疫球蛋白及 C1q 和 C3 的共同沉积被称为"满堂亮"现象,高度提示 LN 诊断,C1q 强阳性也常提示 LN。IL 肾小球毛细血管襻还可见纤维蛋白沉积,新月体病变处更为明显。电镜下免疫沉积物的分布与免疫荧光表现相符合,一些电子致密物呈指纹样,由微管状或纤维样结构组成,直径 10～15 nm。LN 患者肾活检标本中,在内皮细胞扩张的内质网中有时还可见 24 nm 的管网状物。

(二)肾间质和血管病变

LN 肾小管间质病变多伴发于较严重的肾小球病变。在增生性 LN 患者,沿着肾小管基膜可见免疫复合物沉积,可见 CD4$^+$ 和 CD8$^+$ 淋巴细胞和单核细胞间质浸润。活动性病变中有细胞在肾小管浸润和肾小管炎表现;慢性非活动性期患者,主要表现为肾间质纤维化。间质性肾炎往往与肾功能不全及高血压有关,有报道沿肾小管基膜免疫复合物沉积与高滴度的抗 ds-DNA 和血清补体水平降低相关。个别情况下,LN 可表现为突出的肾小管间质炎症而肾小球病变很轻,并出现急性肾衰竭或肾小管酸中毒。

LN 还可见到一系列血管病变,血管炎很少见。通常情况下,IF 和 EM 下血管壁有免疫复合物沉积;有时在严重增生性 LN 患者可见纤维素样非炎症性血管坏死,或者有血栓性微血管病。血栓性微血管病患者可出现血清 APA 阳性,既往有血栓事件病史,并常与增生性 LN 同时存在。

(三)临床和病理的相关性

LN 的临床症状与 ISN 病理类型有关。

(1)Ⅰ型患者通常没有临床肾脏病表现,尿检及肾功能均正常。

(2)Ⅱ型患者可能有抗 ds-DNA 升高和补体水平降低,尿沉渣往往阴性,高血压发生率不高,可出现轻度蛋白尿(<2 g/24 h),肾功能往往正常。Ⅰ型和Ⅱ型患者预后良好,但有微小病变或狼疮足细胞病的患者例外,这些患者可出现肾病综合征。

(3)Ⅲ型患者临床表现差别较大,活动性Ⅲ(A)或(A/C)患者常有血尿、高血压、低补体血症和蛋白尿,严重者可出现肾病综合征,1/4的患者会有血清肌酐水平升高;Ⅲ(C)患者几乎均有高血压和肾功能下降,而无活动性尿沉渣。增生性病变肾小球比例不高的患者对治疗反应良好,肾损害进展缓慢;而受累肾小球数目在50%左右,或有坏死性病变及新月体形成的患者,其临床表现及预后与Ⅳ(A)患者无明显差异。重度局灶节段增生性Ⅲ型患者是否比弥漫性增生性Ⅳ型患者预后更差,尚存在争议。

(4)Ⅳ(A)型患者临床症状往往较重,常有大量蛋白尿、高血压、活动性尿沉渣,多有肾病综合征和不同程度的肾功能损害。有明显的低补体血症和较高的抗 ds-DNA 水平。多数情况下弥漫增生性Ⅳ型患者肾脏预后很差,增生严重者或伴大量新月体形成的患者可发生急性肾衰竭。ⅣS型患者预后是否较ⅣG型更差尚有争议。

(5)Ⅴ型患者表现为蛋白尿和肾病综合征。其中40%的患者为非肾病性蛋白尿、20%的患者尿蛋白可<1 g/24 h。少数患者可有活动性尿沉渣,SLE 血清学异常不明显,肾功能往往正常。有些患者在发展为 SLE 前表现为特发性肾病综合征。Ⅴ型患者易出现血栓性并发症,如肾静脉血栓形成和肺栓塞。

(6)Ⅵ型患者常是Ⅲ或Ⅳ型 LN 的终末期阶段,许多患者持续有血尿、蛋白尿,并伴有高血压和肾小球滤过率下降。

(四)病理分型的转换与预后

病理分型对于估计预后和指导治疗有积极的意义。通常Ⅰ型和Ⅱ型预后较好,部分Ⅲ型、Ⅳ型和Ⅵ型预后较差。LN 的病理类型是可以转换的,一些临床表现近期加重的患者,病理会从一个较良性或增生不明显的类型(Ⅱ型或Ⅴ型)转变为增生活跃的病变类型(Ⅲ型或Ⅳ型);而活动性Ⅲ型或Ⅳ型患者经过免疫抑制剂治疗,也可以转变为主要是膜性病变的类型(Ⅴ型)。

肾脏病理提示 LN 活动性(可逆性)指数包括:肾小球细胞增生性改变、纤维素样坏死、核碎裂、细胞性新月体、透明栓子、金属环、炎细胞浸润,肾小管间质的炎症等;而肾小球硬化、纤维性新月体,肾小管萎缩和间质纤维化则是 LN 慢性(不可逆性)指数。活动性指数高者,肾损害进展较快,但积极治疗仍可以逆转;慢性指数提示肾脏不可逆的损害程度,药物治疗只能减缓而不能逆转慢性指数的继续升高。研究发现,高活动性和慢性指数(活动指数>7 及慢性指数>3)的患者预后不良,这些患者有细胞性新月体及间质纤维化。病理标本显示,广泛的肾小球硬化或肾间质纤维化,提示肾脏预后极差。

六、诊断和鉴别诊断

(一)诊断

SLE 的基础上,有肾脏病变的表现则可诊断为 LN。SLE 的诊断多采用美国风湿病学会(ACR)1997 年更新的标准,11 项标准中符合 4 项或以上诊断该病的敏感性和特异性可达 96%。对于一个有典型临床表现和血清学标志物的年轻女性患者,SLE 的诊断容易确定;但 ACR 诊断标准是 SLE 分类标准,是为 SLE 临床研究确保诊断正确性而制定的,临床上有些非典型的或早期狼疮患者并不符合上述标准。由于疾病的表现会随着 SLE 的进展而有所变化,可能需要较长时间的观察才能确定诊断,如膜性 LN 患者早期可能并不符合 4 项确诊标准,这些患者病情进展一段时间后才具备典型的 SLE 的临床表现。

(二)鉴别诊断

典型的 LN 诊断困难不大,但有些情况下,LN 需与以下疾病相鉴别。

1.与 SLE 相似的多系统受累的疾病

如干燥综合征、原发性抗磷脂抗体综合征、ANA 阳性的纤维肌痛症及血栓性微血管病等,这些疾病可以有肾损害。需注意的是,SLE 可以和一些多系统或器官特异性自身免疫性疾病重叠存在。

2.其他风湿免疫性疾病肾损害

如皮肌炎、系统性硬化症、混合性结缔组织病、小血管炎等均可表现为全身多系统受累及 ANA 阳性,当累及肾脏时应与 LN 鉴别。类风湿关节炎也可伴系膜增生性肾小球肾炎及淀粉样变性肾病。临床上可根据特征性皮损、关节受累特点、特异性的血清学指标(如 ANCA)并行自身抗体检查进行鉴别,有困难时需行肾穿刺活检根据病理鉴别。

3.其他继发性肾小球肾炎

如过敏性紫癜可有紫癜样皮疹、全身症状、关节炎、腹痛和肾小球肾炎,但肾活检免疫荧光主要为 IgA 在系膜区沉积;而多数增生性 LN 肾活检免疫荧光呈“满堂亮”现象。细菌性心内膜炎和冷球蛋白血症累及肾脏可致急进性肾小球肾炎,患者往往有血清补体水平降低,需与 LN 鉴别。

七、治疗

LN 的治疗要个体化,因人而异,应根据病理类型、SLE 肾外表现等选择治疗方案。LN 治疗的目的是要达到缓解疾病,防止复发,避免或延缓不可逆的脏器病理损害,并尽可能减少药物不良反应。目前肾上腺皮质激素(简称激素)和免疫抑制剂仍是治疗 LN 的基本药物。

(一)Ⅰ型、Ⅱ型患者

不需要针对肾脏的治疗,治疗以控制 SLE 的肾外症状为主。大多数患者远期预后良好,Ⅱ型微小病变肾病综合征和狼疮足细胞病患者与微小病变肾病类似,应予短期大剂量激素治疗。

(二)活动局灶增生性 LN 和活动弥漫增生性 LN

活动局灶增生性 LN(ⅢA 和ⅢA/C)和活动弥漫增生性 LN(ⅣA 和ⅣA/C)需采用激素和免疫抑制联合治疗。活动增生性 LN 的治疗分为诱导治疗及维持治疗两个阶段。诱导治疗是针对急性的、危及生命或器官功能的病变,需迅速有效地控制住病情,从而减轻组织的破坏和随后的慢性损伤。患者的病情经过诱导治疗得到缓解后,需转入维持治疗阶段;维持性治疗则需要长期用药,以减少病变复发,延缓终末期肾脏疾病(ESRD)发生。

1.诱导治疗

使用大剂量激素联合其他免疫抑制剂(主要为环磷酰胺或吗替麦考酚酯)。诱导治疗的目标是达到肾炎缓解。完全缓解指蛋白尿<0.5 g/d 或尿蛋白肌酐比值<0.5 g/g,无肾小球性血尿或红细胞管型,肾功能正常或基本稳定;同时血清学标志物会有改善(抗 DNA 抗体水平升高、血清补体水平下降)。诱导治疗的时间应至少 3 个月,可延长至 6 个月甚至更长(取决于疾病严重程度),6 个月无效的患者需考虑强化治疗。

(1)口服泼尼松或泼尼松龙[1 mg/(kg·d)或 60 mg/d],持续 4～6 周,若病情开始缓解可逐渐减少用量;或甲泼尼龙静脉冲击治疗(0.5～1 g/d,1～3 天),之后口服泼尼松[0.5 mg/(kg·d)],3～6 个月后,口服剂量逐步减少到约 10 mg/d。

甲泼尼龙静脉冲击治疗指征为狼疮活动致急进性肾炎综合征,病理表现为肾小球活动病变明显、有广泛的细胞性新月体、襻坏死,狼疮脑病,系统性血管炎,严重血小板计数减少,溶血性贫血或粒细胞缺乏,严重心肌损害致心律失常等。一些非对照性试验提示甲泼尼龙静脉冲击疗法比口服足量激素更加有效且毒副作用小。激素的不良反应包括水、钠潴留,易患感染、消化道溃疡、高血压、高脂血症、神经心理障碍、类固醇性糖尿病、向心性肥胖、白内障、青光眼,伤口愈合延迟,儿童生长发育迟缓,骨坏死及骨质疏松等,长期使用激素需逐渐减量,尤其是每天用量<15 mg 时,不可骤停药物。

(2)环磷酰胺(CTX)可静脉注射或口服。对于肾功能恶化迅速的弥漫增生性 LN,病理显示广泛的细胞性新月体、襻坏死;推荐应用美国国立卫生研究院(NIH)方案:CTX(0.5～1 g/m²),每月 1 次,连用 6 个月,然后改为每 3 个月 1 次,直至完全缓解。但该方案不良反应较大,可能出现严重感染、出血性膀胱炎、性腺功能损害、脱发等,这些不良反应限制了 NIH 方案在临床上的应用。为避免大剂量 CTX 的不良反应,对于轻中度增生性 LN 患者,推荐欧洲风湿病协会(ELNT 试验)的方案(EURO-Lupus):CTX(0.5 mg),每 2 周 1 次,连用 3 个月,然后转为硫唑嘌呤(Aza)维持治疗[2 mg/(kg·d)]。增生性 LN 患者诱导治疗也可口服 CTX[1～1.5 mg/(kg·d),最大 1.5 mg/(kg·d)],连用 2～4 个月。

(3)吗替麦考酚酯(MMF):一般 1.5～2 g/d,连用 6～12 个月。最近一项国际多中心、开放性、前瞻性的随机对照临床试验(ALMS)的结果显示,MMF 和静脉用 CTX 在诱导治疗 LN 的疗效方面无差异,在不良事件发生率及病死率方面也基本相当。虽然 MMF 的疗效并不优于 CTX,但是它对 LN 能起到有效的诱导缓解作用。临床上对于不能耐受 CTX 或 CTX 治疗后复发的 LN 患者,MMF 仍可作为有效的替代药物。MMF 的不良反应常见有胃肠道反应,包括恶心、呕吐、腹泻、口腔及肠道溃疡;其次为骨髓抑制(如白细胞计数减少);长期应用导致感染增加,尤其是病毒感染(如 CMV 感染)及卡氏肺孢子菌感染(如卡氏肺孢子菌肺炎),须引起警惕。

(4)难治性增生性 LN 的治疗:部分增生性 LN 患者使用激素联合 CTX 或 MMF 诱导治疗仍不能缓解,可考虑应用二线或三线药物,包括利妥昔单抗、静脉注射用人免疫球蛋白及他克莫司等。

利妥昔单抗是一种嵌合鼠/人的单克隆抗 CD20 抗体。它可以通过抗体及补体介导的细胞毒作用,诱导细胞凋亡的途径来清除体内异常增生的 B 细胞。每次 1 g,静脉输注 4 小时以上,2 周后可重复给药。一些临床试验结果显示,利妥昔单抗对难治性 LN 患者疗效较好。但是治疗时间、合并用药等需要进一步规范,用于 LN 治疗的长期疗效还有待进一步证实。

静脉注射用人免疫球蛋白可抑制补体介导的损害,调节 T 细胞和 B 细胞功能,下调自身抗体产生。可作为重症 LN 的辅助用药,但目前尚缺乏标准化的用药方案。

他克莫司:免疫抑制机制与环孢素 A(CsA)相似。他克莫司与胞质内结合蛋白(FKBP12)相结合,抑制钙调神经磷酸酶的活性,阻断钙离子依赖的信号转导通路,抑制 T 细胞活化有关的细胞因子,抑制 T 细胞及 B 细胞的活化和增殖。该药联合激素能控制弥漫增殖性 LN 的病情活动,复发率低。他克莫司推荐起始剂量为 0.1~0.3 mg/(kg·d),每 12 小时空腹服用一次,不良反应与 CsA 相似,其多毛、牙龈增生、高血压、高尿酸血症及肾毒性发生率均小于 CsA;而糖尿病及震颤的发生率高于 CsA。

多靶点治疗:联合应用作用于不同靶点的药物,如激素＋MMF＋他克莫司或 CsA。这种联合用药治疗,可有效地控制 V＋Ⅳ型、V＋Ⅲ型及Ⅳ型病变。多靶点疗法虽然应用了多种药物,但每种药物的剂量减小(常用药物剂量的一半),减少了免疫抑制剂的不良反应,初步结果尚满意,长期疗效和安全性有待进一步观察。

其他治疗方法:有报道血浆置换用于难治性及迅速进展性 LN 患者的辅助治疗,但尚无临床试验说明血浆置换在患者生存率、肾脏存活率、尿蛋白减少和改善肾小球滤过率方面有显著效果。造血干细胞移植已经成功地用于治疗部分 SLE 患者,显示干细胞移植可能是治疗难治性 LN 的有效手段。此外,还有一些有望治疗 LN 的生物制剂正处于临床研究阶段,如 CTLA4-Ig、抗 CD22 单抗等。

2.维持治疗

一般应用口服激素联合免疫抑制剂,激素在维持治疗中起主要作用。通常使用最低有效量的激素(如泼尼松或泼尼松龙 5~10 mg/d),以减小长期激素治疗的不良反应。免疫抑制剂首选 MMF 或 Aza,其他可选免疫抑制剂包括 CTX、CsA、他克莫司、来氟米特及雷公藤多苷等。维持治疗 MMF 可予 1~1.5 g/d,病情稳定 2 年后可减至 1 g/d 以下;Aza 根据患者个体反应可予 1~2 mg/(kg·d),Aza 不良反应较轻,。可长期维持用药;最常见不良反应是骨髓抑制,其他不良反应包括肝功能损害、黄疸、脱发等。目前维持阶段的持续时间尚无定论,多数临床试验的维持时间在 2 年以上

(三)膜性 LN(V)

对于存在增生性病变的混合型(V＋Ⅲ或 V＋Ⅳ型)患者,治疗同Ⅲ或Ⅳ型。可用激素联合免疫抑制剂,如 MMF(治疗 6 个月)、CsA[4~6 mg/(d·kg)],治疗 4~6 个月)、CTX 或他克莫司等。对于单纯膜性 LN,尚无最佳治疗方案,V 型肾病综合征很少自发缓解,可予激素联合 CsA 治疗。CsA 不良反应包括肾毒性、肝脏不良反应、高血压、胃肠道反应、多毛、牙龈增生、高尿酸血症及痛风、骨痛、血糖升高、震颤、高钾血症、低镁、低磷血症、肾小管酸中毒,以及引起肿瘤和感染等。

(四)LN 的一般治疗

如果没有禁忌证,所有患者应服用羟氯喹 200~400 mg/d,该药可预防 LN 复发,并可减少血管栓塞并发症。其他支持治疗包括应用血管紧张素转化酶抑制剂或血管紧张素 Ⅱ 受体拮抗剂控制高血压及蛋白尿,使用抗骨质疏松药物,预防心血管事件及 SLE 其他并发症。

(五)LN 终末期肾病及肾移植

多数 LN 致终末期肾病为 Ⅵ 型 LN,表现为肾小球硬化、肾间质纤维化、肾小管萎缩。但也有些迅速进展至肾衰竭的 LN 患者,甚至已经透析治疗,肾脏病理仍可能有活动性病变;这些患者仍需免疫抑制治疗,有些患者治疗效果较好。但注意不能治疗过度,以免出现严重不良反应。

终末期肾病的 LN 患者,如果全身病变稳定,可考虑肾移植。由于移植后机体处于免疫抑制状态,LN 在移植后较少复发(复发率为 3%~30%)。LN 复发引起移植肾失功的病例罕见,大多数复发病例的病理表现与自体肾 LN 病变相同,加大免疫抑制剂用量可控制复发的 LN。

八、预后

SLE 目前尚不能根治,近年随着 LN 诊治水平的显著提高,LN 的生存率已得到显著的改善。急性期 LN 患者的死亡原因主要是肾脏以外的重要器官受累及重症感染,后期主要死因包括终末期肾衰竭、感染、心肌梗死等心脑血管事件。影响 LN 预后的临床指标包括肾脏病理表现、基线血清肌酐及尿蛋白水平、高血压、重度贫血、血小板计数减少、低补体血症和高抗 ds-DNA 水平。此外,是否及时治疗、治疗后蛋白尿下降的程度及肾病复发情况也是影响 LN 预后的主要因素。

第二节　过敏性紫癜性肾炎

过敏性紫癜(Henoch-Schönlein purpura,HSP)属于系统性小血管炎,主要侵犯皮肤、胃肠道、关节和肾脏。病理特点为含有 IgA 的免疫复合物沉积在受累脏器的小血管壁引起炎症反应。肾脏受累表现为免疫复合物性肾小球肾炎。过敏性紫癜的皮肤损害 1801 年由 Heberden 首次描述,1837 年后 Schönlein 陆续将这种皮肤损害与关节炎、胃肠累及、肾累及联系起来,提出综合征的概念。目前认为过敏性紫癜是一种儿童最常见的血管炎,发病率 1‰~2‰。几乎所有的患者均出现皮肤紫癜,75% 患者出现关节症状,60%～65% 的患者出现腹痛,40%～45% 的患者发生肾病。少数患者可以出现肺、中枢神经系统、泌尿生殖器官受累。一旦出现过敏性紫癜性肾炎(HSPN),往往是一个长期持久的过程。存在自发缓解,起病年龄与病情轻重等因素决定其预后。

一、过敏性紫癜性肾炎的发病机制

由于过敏性紫癜的致病因素错综复杂,机体可因致敏原性质、个体反应性的差异以及血管炎累及的脏器和病变程度的不同,在临床病理改变上呈现不同的表现。很多研究已证明过敏性紫癜性肾炎的肾脏损害程度、对免疫抑制剂的反应及预后与种族、年龄密切相关,但是产生这种差别的本质仍不明。半数患者起病前有诱因存在,比如病毒感染、细菌感染、寄生虫感染、药物因素、毒素、系统性疾病或者肿瘤。现有研究表明,过敏性紫癜性肾炎与 IgAN 在肾小球内沉积的 IgA 都主要是多聚的 IgA1,B 细胞 B-1,3-半乳糖基转移酶(B-1,3-GT)的缺陷导致 IgA1 绞链区 O 型糖基化时,末端链接的半乳糖减少,这一改变可能影响 IgA1 与肝细胞上的寡涎酸蛋白受体(ASGPR)结合而影响 IgA 的清除,而且能增加其与肾脏的结合。血清 IgA1 分子铰链区糖基化异常可能在过敏性紫癜性肾炎和 IgA 肾病中发挥了同样的作用,糖基化异常的 IgA1 分子(N-acetylgalactosamine-IgA1)容易自身聚合,不容易被肝脏清除,从而容易沉积在肾脏致病。补体活化也有重要作用。IgA-CC 沉积在系膜区后,与系膜细胞作用,引起系膜细胞增生、细胞外基质产生增加、趋化因子 MCP-1 和 IL-8 合成增多,引起多形核白细胞和单核细胞浸润。趋化因子还能够与足细胞作用,影响其生物学功能,参与蛋白尿形成。

二、过敏性紫癜性肾炎的病理分型

国际儿童肾脏病研究组(International Study of Kidney Disease of Childhood,ISKDC)制定了过敏性紫癜的肾脏组织病理分型,肾小球病变与临床表现有关。Ⅰ 型为肾小球轻微病变;Ⅱ 型仅仅表现为系膜增生;Ⅲ 型为系膜局灶或弥漫增生,但是 50% 以下的肾小球形成新月体,或节段血栓形成、襻坏死或硬化;Ⅳ 型中系膜病变同 Ⅲ 型,但 50%～75% 的肾小球新月体形成;Ⅴ 型,75% 以上肾小球新月体形成;Ⅵ 型为假膜增生型。

三、过敏性紫癜性肾炎的临床表现和预后

由于研究人群差异,过敏性紫癜性肾炎的发病率报道不一。有报道在儿童中为33%,在成人中为63%。最常见的临床表现是肉眼血尿,也可以有镜下血尿,可以一过性、持续性或者反复发作。血尿可以伴随皮疹复发而出现,也可以在肾外表现消退后很长时间以后再发。一般伴随有不同程度的蛋白尿,肾病综合征的发病率报道不一。也有表现为肾小球滤过率下降、氮质血症或者进展到终末期肾脏病。

一般而言,过敏性紫癜性肾炎起病的临床表现与远期患者是否发展为慢性肾脏病有良好相关性。根据Goldstein等的研究,起病初期,患者仅表现为血尿/少量蛋白尿,远期发展到慢性肾脏病的可能不到5%;临床表现蛋白尿量明显但是不够肾病综合征水平,远期发展到慢性肾脏病的为15%;如果达到肾病综合征水平,该可能性增加到40%;如果患者同时表现肾病综合征和肾炎综合征,可能性超过50%。鉴于针对过敏性紫癜性肾炎治疗策略和手段的文章的异质性,以及过敏性紫癜性肾炎是发展为慢性肾脏病的一个重要原因,强调临床长期随访的重要性。在起病3年时,如果患者的肌酐清除率<70 mL/(min·1.73 m^2)和蛋白尿水平较起病时增加也是远期慢性肾脏病进展的危险因素。

ISKDC的病理分期主要的指标是新月体的比例和系膜增殖的程度。实际上,肾脏活检病理检查中小管损伤程度、间质纤维化、肾小球和间质炎症程度、新月体的特点(大新月体或者小新月体,纤维化的程度等)、有无局灶硬化、动脉粥样硬化这些因素都和预后相关。与患儿相比,成人发病的过敏性紫癜性肾炎预后较差。

四、过敏性紫癜性肾炎的鉴别诊断

过敏性紫癜性肾炎与IgA肾病的病理表现均为肾小球系膜区有IgA为主的免疫球蛋白的沉积和系膜增生,临床表现突出为有血尿或伴有不同程度的蛋白尿。过敏性紫癜性肾炎发病多见于儿童,IgAN发病高峰则在15~30岁,有关研究表明在儿童中两者临床表现、病理和发病机制仍存在很大的差异。比如在过敏性紫癜性肾炎患者中,患者血IgG水平较IgA肾病患者更高,循环中含IgA复合物(IgA-CC)的体积更大,血IgE水平更高。与IgAN相比,新月体的出现更常见于过敏性紫癜性肾炎,它的数量与疾病的严重程度和预后有关;常与襻坏死、毛细血管内细胞增生并存。

五、过敏性紫癜性肾炎的治疗决策

临床中有严重起病患者未经特异治疗而自愈,也有起病初期仅有少量血尿,但长期进展到终末期肾脏病的个例报道。鉴于目前缺少大宗临床资料的随机对照研究,以往的认识是在患者起病时是否给予和给予什么强度的治疗非常棘手。基于一些回顾性研究和经验,目前认为在起病初期给予及时有效的治疗能够减少慢性肾脏病发生和减慢进展。我们需要根据预先判定患者的长期预后怎样来选择治疗措施的轻重和可能的严重不良反应。这种权衡需要根据患者对治疗的反应随时调整。在过敏性紫癜性肾炎的治疗中,使用大剂量激素冲击治疗大量新鲜新月体形成,使用血浆置换短时间内有效清除血 IgA1 和复合物,使用激素或免疫抑制剂包括环磷酰胺、硫唑嘌呤、钙调磷酸神经酶抑制剂、利妥昔单抗减少 IgA 产生,使用依库珠单抗抑制补体激活,使用华法林、双嘧达莫或者阿司匹林对抗纤维蛋白,使用 ACEI/ARB 减少尿蛋白。

对于起病时仅有血尿或者少量蛋白尿的患者,强调长期随访。

有限的随机对照研究发现,短期激素治疗对于预防儿童过敏性紫癜性肾炎的发生和进展无效。也有研究结论表明,在一成人过敏性紫癜性肾炎患者的队列研究中,环磷酰胺＋激素治疗与单用激素治疗相比没有更多益处。有学者认为,这些观点还需要更长时间和更多文献加以证实。

参 考 文 献

［1］苑秀莉.肾内科疾病临床诊断与治疗实践［M］.天津:天津科学技术出版社,2020.

［2］赵明辉.肾脏内科案例分析精粹［M］.北京:人民卫生出版社,2019.

［3］孙红.实用肾内科疾病护理思维与实践［M］.汕头:汕头大学出版社,2019.

［4］张昆.肾内科疾病诊疗学［M］.长春:吉林大学出版社,2019.

［5］高克彬.实用肾内科常见病与血液净化［M］.北京:科学技术文献出版社,2019.

［6］邢利.现代肾内科疾病诊治学［M］.沈阳:沈阳出版社,2020.

［7］樊文星.临床肾内科疾病基础与治疗［M］.北京:科学技术文献出版社,2019.

［8］渠风琴.肾内科疾病临床诊治与新进展［M］.天津:天津科学技术出版社,2019.

［9］胡丽萍,龚妮容,林建雄.实用肾脏疾病健康管理［M］.广州:广东科技出版社,2018.

［10］孙红.实用肾内科疾病护理思维与实践［M］.昆明:云南科技出版社,2019.

［11］李兆军.肾内科疾病临床诊断与治疗实践［M］.长春:吉林科学技术出版社,2019.

［12］卢雪红.现代肾内科综合诊治与血液净化［M］.北京:科学技术文献出版社,2019.

［13］鲁冰.临床肾脏内科疾病诊治学［M］.昆明:云南科技出版社,2019.

［14］邹春波.肾脏内科疾病诊治学［M］.天津:天津科学技术出版社,2020.

［15］马国英.临床肾内科疾病诊疗技术［M］.长春:吉林科学技术出版社,2019.

［16］孙芳.临床肾内科诊疗精要［M］.天津:天津科学技术出版社,2018.

［17］曲小菡,李增艳,陈斌,等.现代肾内科疾病临床诊断与治疗［M］.兰州:兰州大学出版社,2018.

[18] 樊文星.肾内科疾病综合诊疗精要[M].北京:科学技术文献出版社,2020.

[19] 王兴虎.肾脏内科疾病诊治精要[M].长春:吉林科学技术出版社,2019.

[20] 张晓立,刘慧慧,宫霖.临床内科诊疗学[M].天津:天津科学技术出版社,2020.

[21] 马西臣.肾脏内科疾病治疗实践[M].北京:科学技术文献出版社,2018.

[22] 王莎.肾脏内科疾病诊疗与血液净化[M].北京:科学技术文献出版社,2018.

[23] 薛洪璐.现代内科临床精要[M].长春:吉林科学技术出版社,2019.

[24] 吴兴波.肾脏内科疾病诊疗与血液净化[M].天津:天津科学技术出版社,2020.

[25] 李浩.肾内科疾病临床诊疗[M].北京:科学技术文献出版社,2018.

[26] 张士奇.现代肾脏内科诊疗实践[M].开封:河南大学出版社,2019.

[27] 孙红.实用肾内科疾病护理思维与实践[M].汕头:汕头大学出版社,2019.

[28] 曹伟波.新编肾内科疾病诊疗精要[M].长春:吉林科学技术出版社,2019.

[29] 冯晓明.临床肾内科疾病诊疗精要[M].南昌:江西科学技术出版社,2020.

[30] 王文健,杨华章.糖尿病肾病[M].北京:人民卫生出版社,2020.

[31] 杨雪花.肾内科疾病诊疗路径[M].北京:科学技术文献出版社,2018.

[32] 杨挺.肾脏内科临床诊治与综合治疗[M].天津:天津科学技术出版社,2020.

[33] 李莉.肾内科疾病临床诊断与治疗[M].天津:天津科学技术出版社,2018.

[34] 张焕峰.实用肾内科疾病诊疗常规[M].北京:科学技术文献出版社,2018.

[35] 曹伟波.新编肾内科疾病诊疗精要[M].长春:吉林科学技术出版社,2019.

[36] 张雷,孙铀.自身抗体在狼疮肾炎病理与诊断研究中的进展[J].临床与病理杂志,2020,40(1):145-152.

[37] 谢志勇,李志莲,董伟,等.慢性肾小球疾病谱演变和膜性肾病流行病学特点[J].临床肾脏病杂志,2019,19(7):471-476+492.

[38] 储辉,陆卫平.糖尿病肾病肾小管间质生物标志物的研究进展[J].医学综述,2019,25(17):3451-3456.

[39] 咸素贞,刘杨,王明暴,等.IgA肾病合并肾病综合征的危险因素[J].临床与病理杂志,2020,40(12):3134-3144.

[40] 李红玉.中西医综合治疗肾病综合征临床研究[J].国际感染病学:电子版,2020,9(1):158-159.